Marcus Täuber

Gedanken als Medizin

Dr. Marcus Täuber

GEDANKEN ALS MEDIZIN

Wie Sie mit Erkenntnissen der Hirnforschung
die mentale Selbstheilung aktivieren

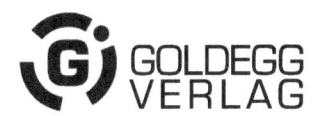

GOLDEGG VERLAG

Bildrechte Autorenfoto: Foto Weinwurm
Covermotiv: Anastasiia Kucherenko/shutterstock
Bildrechte Umschlag: Alexandra Schepelmann | schepelmann.at
Lektorat: Marieke Kühne

Alle Rechte, insbesondere das Recht der Vervielfältigung und Verbreitung sowie der Übersetzung, vorbehalten. Kein Teil des Werks darf in irgendeiner Form (durch Fotokopie, Mikrofilm oder ein anderes Verfahren) ohne schriftliche Genehmigung des Verlags reproduziert werden oder unter Verwendung elektronischer Systeme gespeichert, verarbeitet, vervielfältigt oder verbreitet werden.

Die Autoren und der Verlag haben dieses Werk mit höchster Sorgfalt erstellt. Dennoch ist eine Haftung des Verlags oder der Autoren ausgeschlossen. Die im Buch wiedergegebenen Aussagen spiegeln die Meinung der Autoren wider und müssen nicht zwingend mit den Ansichten des Verlags übereinstimmen.

Der Verlag und seine Autoren sind für Reaktionen, Hinweise oder Meinungen dankbar. Bitte wenden Sie sich diesbezüglich an verlag@goldegg-verlag.com.

Der Goldegg Verlag achtet bei seinen Büchern und Magazinen auf nachhaltiges Produzieren. Goldegg Bücher sind umweltfreundlich produziert und orientieren sich in Materialien, Herstellungsorten, Arbeitsbedingungen und Produktionsformen an den Bedürfnissen von Gesellschaft und Umwelt.

ISBN: 978-3-99060-152-5

© 2020 Goldegg Verlag GmbH
Friedrichstraße 191 • D-10117 Berlin
Telefon: +49 800 505 43 76-0

Goldegg Verlag GmbH, Österreich
Mommsengasse 4/2 • A-1040 Wien
Telefon: +43 1 505 43 76-0

E-Mail: office@goldegg-verlag.com
www.goldegg-verlag.com

Layout, Satz und Herstellung: Goldegg Verlag GmbH, Wien
Lektorat: Marieke Kühne
Printed in the EU

Dieses Buch ist für Verena, die mein Leben jeden Tag von Neuem bereichert.

Mit einer speziellen Botschaft des Dalai Lama:

If you are serious about your health, think and take most concern for your peace of mind. That's very, very important.

Ich bedanke mich bei seiner Heiligkeit, dem XIV. Dalai Lama, dafür, dass er dieses Buch mit einer wichtigen Botschaft an alle Leserinnen und Leser unterstützt. In diesem Buch werde ich zeigen, wie unsere Gedanken und unser Mindset aus neurowissenschaftlicher Sicht den Weg zu einem gesünderen Leben weisen.

Inhaltsverzeichnis

Gedanken als Medizin 9

Der Blick in die Blackbox 15
Was ein Roboterarm über die Psyche verrät 15
Gesundheit ist auch für die Evolution das höchste Gut 21
Wie das Unbewusste den Körper steuert 23

Der Feind im eigenen Kopf 29
Die drei Ebenen psychischer Belastungen 29
Die Achsen des Bösen 32
Wenn die Psyche krank macht 35

Die Wissenschaft gesunder Gedanken 45
Die Macht von Entspannung und Meditation 45
Warum wir Nonnen lieben 61
Der große Bluff 71

Wer heilt, hat nicht immer recht 88
Wahrheit oder Irrtum – hätten Sie es gewusst? 88
Ihr Gehirn ist Ihr Guru 101
Die Kraft der Vorstellung 107

Doppelt heilt besser 116
Mentale Erfolgsstrategien gegen chronische Erkrankungen 116
Die GAM-Meditation zur Aktivierung mentaler Selbstheilung 140
Das Ganze und seine Teile 154

Anhang 171
Quellenverzeichnis 171

Gedanken als Medizin

Kennen Sie das, wenn das Auto in die Jahre kommt und die Werkstatt-Termine immer teurer werden, der TÜV zur Zitterpartie wird? Mit Ende dreißig war mein Körper in einem vergleichbaren Zustand. Biologisch betrachtet fühlte ich mich noch lange nicht zum alten Eisen gehörig und glücklicherweise hatte ich auch keine lebensbedrohende Diagnose. Allerdings war ich physisch an allen Ecken und Enden eine Baustelle. Pollen- und Lebensmittelallergien, Fruktoseintoleranz, Reizdarm, Restless-Legs-Syndrom, Rückenschmerzen, Schulterverspannungen – die Liste las sich wie das Who is who der Zivilisationskrankheiten. Dann, eines Tages, pfiff es plötzlich ganz unangenehm in meinem rechten Innenohr – Tinnitus! Und meine erste Reaktion war geprägt von Angst und Ärger: »Hoffentlich geht das wieder weg!« Doch gleich danach tauchte die Frage auf: »Kann ich das, was ich bisher über Gehirn und Geist gelernt habe, hier anwenden?«

Es begann mit der Hirnforschung. Ich habe in Wien und Regensburg Biologie und Philosophie studiert und dann als promovierter Neurobiologe in Zürich bei einem der führenden Experten zur Neurobiologie der Angst geforscht. Die große Frage hinter meinem wissenschaftlichen Arbeiten ist: Wie steuert das Gehirn unsere Physiologie und unser Verhalten? Und welchen Nutzen können wir daraus für ein besseres Leben gewinnen? Der letzte Satz hat mich im Jahr 2003 den Schritt von der Hochschule in die pharmazeutische Industrie vollziehen lassen, denn nur mit geeigneten Werkzeugen an der Hand kann die Medizin Krankheiten lindern, stoppen und sogar Leben retten. Wissenschaftlich betrachtet war diese neue Welt ungeheuer spannend. Denn es drehte sich auf einmal alles um Studien, in denen ein Wirkstoff sich gegenüber einer Kontrollgruppe, dem sogenannten Placebo-Arm, behaupten muss. Die faszinierende Beobachtung: Ein guter Teil der Patienten reagiert auf diese Placebos, also Zuckerpillen oder Kochsalzlösungen, als wäre es ein wirksames Arzneimittel – alles Einbildung, dachte ich zunächst. Wer weiß, ob die Patienten wirklich so krank waren, wer weiß, ob sie nachher wirklich gesundet sind. Man kann sich viel einreden. Doch der genauere Forscherblick zeigte: Physiologisch ist eine Veränderung messbar – im Gehirn, im Körper und ebenda, wo der Effekt zur Verbesserung führte. Ein paar Jahre habe ich dieses Kuriosum als »Entspannungsphänomen« ad acta gelegt. In der Erwartung, dass es einem bald besser geht, kommt es zu einer Beruhigung des Körpers und es werden körpereigene Schmerzmittel und Wohlfühl-Stoffe produziert, so meine Vermutung.

Ab dem Jahr 2007 stieß ich immer wieder auf Forschungsergebnisse aus den USA, die mein Weltbild ins Wanken brachten und schlussendlich aus den Angeln hoben. Im Buch werden uns diese erstaunlichen Studien noch begegnen. Sie zeigen, dass es um weit mehr geht als darum, sich mit positiven Gedanken zu entspannen und mit negativen Grübeleien zu stressen. In manchen Fällen kann der Inhalt der Gedanken die Physiologie verändern. Mit anderen Worten: Was sich das Gehirn denkt, versucht es im Körper auch umzusetzen.

Mich hat dieses Phänomen so fasziniert, dass ich begann, eine Ausbildung nach der anderen zu machen, zum Beispiel in den Bereichen Mentaltraining, Hypnose, positive Psychologie und Meditation. Weil ich mehr über ganzheitliche Gesundheitskonzepte lernen wollte, machte ich auch eine Ausbildung im Bereich der Traditionellen Chinesischen

Medizin. So manches, was mir dort begegnete, war völliger Humbug. Anderes war wissenschaftlich fundiert und somit ein wirksamer Ansatz. Manche Nacht wurde zum Tag, umringt von einer leer gegessenen Pizzaschachtel, einer Wasserflasche und Kaffee aus einer großen Kanne, um das Sinnvolle aus all diesen Erkenntnissen herauszufiltern, mit wissenschaftlichen Datenbanken abzugleichen und in der Praxis mit Klientinnen zu optimieren. Aus diesen Tüfteleien sind mentale Erfolgsstrategien entstanden und mit ihnen das Institut für mentale Erfolgsstrategien als Adresse für hochwertige Ausbildungen, Keynotes und Trainings.

Wissen weiterzugeben ist für mich Leidenschaft, nicht nur in der direkten Arbeit mit einzelnen Menschen, sondern auch in Büchern, Ausbildungen und Vorträgen. Der Weg aus der Uni über die Medikamentenstudien hin zu diesem Konzept erwies sich als außerordentlicher Glücksfall. Mehr noch, als im Labor zu stehen und Daten zu sammeln, fasziniert es mich, Erkenntnisse in einen großen Zusammenhang zu stellen und mit anderen Menschen zu teilen. Mein Motto: (Neuro-)Wissen ist Macht!

Als mich das nervige Geräusch im Ohr heimsuchte, das medizinisch betrachtet ein Fehler im Gehirn und nicht im Hörorgan war, konzipierte ich gerade Inhalte für ein neues Seminar. Und es schoss durch meinen Kopf: »Mach doch genau das, was du unterrichtest!« Es war der Startschuss dafür, meine Ideen in Form eines mentalen Trainings an mir selbst anzuwenden.

Der Tinnitus verschwand – kam wieder – verschwand – kam wieder – verschwand – kam wieder. Aber jedes Mal, wenn er wiederkam, war er ein wenig leiser und blieb etwas kürzer, bis er nach einigen Wochen ganz ausblieb. Welche Techniken ich angewandt habe und warum sie funktioniert haben, verrate ich in diesem Buch.

Mentales Training und Meditation wurden mittlerweile

zu meinen täglichen Begleitern. Dass die Dinge nicht immer so einfach sind, wie sie angepriesen werden, musste ich am eigenen Leib erfahren. Meditation ist so ein Fall – sie gilt im Internet als Allheilmittel ohne Nebenwirkungen. Bei mir dauerte es rund vier Wochen, um in einer fünfzehnminütigen täglichen Meditation richtig abtauchen zu können. Allerdings stellte sich ein starkes Körpergefühl ein, eine Art intensives Kribbeln im Brust- und Bauchbereich, gepaart mit innerer Unruhe, während es sich anfühlte, als hätte mich jemand in Watte gepackt. Es kamen auch Gefühle hoch, die ich nicht zuordnen konnte.

Erst die Auseinandersetzung mit diesen Empfindungen, das Erlernen der Fähigkeit, sie auszuhalten und richtig zu kanalisieren, hat mich in ein tieferes Wohlbefinden geführt und mir dabei geholfen, meditative Entspannung als wertvolle Energiequelle für den Alltag zu nutzen. Ohne mein Wissen als Mentaltrainer wäre ich allerdings auf verlorenem Posten gestanden und hätte die tägliche Meditation vermutlich aufgegeben.

Heute spüre ich so viel mentale Stärke, Lebensqualität und Zufriedenheit wie noch nie zuvor. Auch die körperliche Bilanz kann sich sehen lassen: Meine Rückenschmerzen haben sich in Luft aufgelöst, die Beine zappeln abends nicht mehr, ich kann wieder essen, was ich möchte, und erfreue mich an dauerhafter Ruhe im Ohr.

Dieses Buch kombiniert den strengen Blick des Wissenschaftlers mit meinen eigenen Erfahrungen sowie denen meiner Klientinnen und Klienten der letzten Jahre. Es enthält also geprüfte Aussagen mit wissenschaftlicher Fundierung und praktischer Erfahrung, ohne in Humbug oder den pseudowissenschaftlichen Missbrauch der Quantenphysik abzudriften.

Das Risiko eines solchen Ansinnens ist mir bewusst: Für die Hochschulprofessoren gehe ich mit meinen Thesen eventuell zu weit, die Wörter »Gedanke« und »Selbstheilung« gelten oft als unseriös und könnten meinem Image als Neurobiologe schaden. Manche aus meinem Bekanntenkreis haben mir daher abgeraten, überhaupt in dieses Wespennest zu stechen. Und für die Fans der Autoren, die Bestellungen beim Universum und die Kraft der Selbstheilung propagieren, bin ich als jemand, der aus der pharmazeutischen Industrie kommt und selbst Anhänger evidenzbasierter Medizin ist, möglicherweise zu wenig auf ihrer Wellenlänge. Aber ich denke, die Offenheit, über den Tellerrand zu blicken, und die Verbindung zweier unterschiedlicher Sichtweisen kann etwas Neues entstehen lassen und somit für beide Seite bereichernd sein. Es ist an der Zeit, die Phänomene der Selbstheilung wie auch mentales Training als gesundheitsfördernde Strategien aus dem esoterischen Eck zu holen und die Prinzipien dahinter allen zugänglich zu machen.

Für die jüngeren Ärztinnen und Psychologinnen ist Psychosomatik bzw. die Mind-Body-Connection mittlerweile kein Hokuspokus mehr, sondern Teil der fachlichen Ausbildung. Stress ist ungesund – so könnte man dieses Wissen als grobe Formel zusammenfassen. Ein echtes Verständnis dessen, was »Psychosomatik« tatsächlich bedeutet, stellt das aber noch nicht dar. Denn es geht um weit mehr als den Zusammenhang zwischen Stress und Krankheiten. Es geht auch nicht nur darum, die Psyche zum Täter zu machen, wenn die Medizin im Dunkeln tappt. Wenn Ärzte meinen, Symptome wären psychosomatisch, nur weil sie am Röntgenbild oder im Blut nichts finden, ist das eine völlig falsche Vorstellung von Psychosomatik. Jedes Symptom, jede Krankheit hat sowohl eine physische als auch eine psychische Komponente, weil beide untrennbar ineinander verwoben sind. Es ist also sinnvoll, beide Bereiche genau zu untersuchen.

Dieses Buch enthüllt Ergebnisse, die viel aufregender und radikaler sind, als man es vor einigen Jahren noch vermutet hätte: Alles ist Psychosomatik! Und es geht um weit mehr als um positive und negative Gedanken oder um Entspannung und Stress.

Ich werde Ihnen Erkenntnisse aus der Forschung präsentieren, die bahnbrechend und neu sind und zu einem revolutionären Verständnis der Mind-Body-Medicine führen. Das Konzept dahinter nenne ich: *Brain over body!* Es bedeutet, dass Sie mit Ihrem Gehirn, also über Ihre Gedanken, die Physiologie des Körpers steuern und verändern und so Gedanken ganz gezielt als Medizin einsetzen können.

Wichtig: Die Inhalte dieses Buches stellen weder eine Diagnose noch eine Therapie dar. Sie ersetzen weder Ärztin noch Therapeutin, sondern informieren über ergänzende Selbsthilfestrategien. Klären Sie bitte jeden Schritt mit Ihrem behandelten Arzt oder Therapeuten ab!

Der Blick in die Blackbox

WAS EIN ROBOTERARM ÜBER DIE PSYCHE VERRÄT

Im Juni 2019 ging eine wissenschaftliche Sensation um die Welt: Forschern in den USA ist es gelungen, das Gehirn durch Drähte an der Kopfhaut mit einem Computer zu verknüpfen, um rein durch Gedankenkraft einen Cursor am Bildschirm und in Folge einen an den Computer angeschlossenen Roboterarm zu bewegen. Der Roboterarm kann beispielsweise ohne Rucken oder Stocken ein Glas Wasser zum Mund eines Menschen führen. Für Personen ohne Gliedmaßen oder mit durchtrenntem Rückenmark ist das eine großartige Perspektive, um in naher Zukunft den Alltag weitgehend selbstständig zu meistern. Ähnliche Versuche in den Jahren davor bedurften immer einer aufwendigen Implantation im Gehirn.

Falls Sie solche Experimente so faszinierend finden wie ich, darf ich Ihnen eine großartige Botschaft verkünden: Ihr Gehirn tut dasselbe mit Ihren echten Armen und Beinen, ja mit Ihrem ganzen Körper! Ihr Gehirn beeinflusst rund um die Uhr, wie ein umsichtiger Kapitän, Ihre inneren Organe, Ihren Blutkreislauf, Ihr Immunsystem. Es reagiert beispielsweise auf Störungen im Hormonhaushalt und versucht diese rasch wieder auszugleichen. Es ist so, als wäre auch bei Ihnen eine Art Computer zwischengeschaltet, der die elektrischen Impulse im Gehirn versteht und daraus die richtigen Befehle an den Körper weiterleitet.

Dieses Meisterwerk verbringt Ihr Gehirn fast ausschließlich im Verborgenen, ohne dass Ihnen diese Vorgänge bewusst sind. Wir werden in diesem Buch einen Blick unter die Schädeldecke wagen und in diese Blackbox Gehirn blicken, um zu ergründen, wie es diese Kommunikationsleistung vollbringt. Die atemberaubende Vision dahinter: Wenn wir dieses »Hirn-Chinesisch« wirklich verstehen und wir uns daranmachen, diese Codes gezielt zu verändern, haben wir das wahrscheinlich mächtigste Werkzeug auf diesem Planeten an der Hand: ein Werkzeug, das in der Lage ist, in unsere körperlichen Reaktionen einzugreifen und sie auf gewünschte Art und Weise neu zu formen. Wie weit können Sie gehen, wenn Sie zum Dirigenten Ihrer Körperfunktionen werden? Diese Frage wird uns in diesem Buch noch öfters beschäftigen und auf dem Weg dorthin müssen wir manche Mythen und Irrtümer hinter uns lassen.

Vielleicht kennen Sie die US-Mystery-Fernsehserie »X-Factor: Das Unfassbare«. Der Moderator der Sendung leitet jede Folge mit einer kleinen Täuschung ein, die den schmalen Grat zwischen Wahrheit und Irrtum illustrieren soll. Nach jeder Kurzgeschichte bietet der Moderator den Zuschauerinnen Erklärungen für diese unglaublichen Begebenheiten an. Jeder kann dann raten, welche der Geschichten wahr und welche falsch sind.

In diesem Buch erwartet auch Sie ein *X-Factor*. Sie werden mit Phänomenen zur Wirkung von Überzeugungen und inneren Bildern im Grenzbereich der Medizin konfrontiert, die sich mit den Auswirkungen dieser auf unsere Gesundheit beschäftigen. Diese Fragestellungen beggenen uns von A wie Akupunktur bis Z wie Zen-Meditation und immer werde ich mit kritischem Blick der Frage nachgehen: Handelt es sich bei dem, was wir darüber zu wissen glauben, um Fakt oder Fiktion? Sie werden natürlich über die Erkenntnisse der Wissenschaft in dem Bereich aufgeklärt.

Ein Beispiel für *Gedanken als Medizin* haben die meisten von uns schon am eigenen Leib erfahren. Ob es der Kopfschmerz nach einer durchzechten Nacht war, der plötzliche Zahnschmerz am Abend kurz vorm Einschlafen oder das Knie, das sich wegen fortgeschrittener Arthrose gemeldet hat – Sie werden vermutlich schon einmal zu einer Schmerztablette gegriffen und sich daran erfreut haben, dass der quälende Schmerz schon nach wenigen Minuten deutlich nachließ. Es handelt sich um ein »Wunder«, das kaum jemand als solches erkennt, weil es alltäglich geschieht. Rein wissenschaftlich betrachtet kann die Tablette ihrem Job nämlich gar nicht so schnell nachkommen. Sie muss erst durch Speiseröhre, Magen und Darm wandern, von dort als feinster Brei in die Blutbahn gelangen und dann die körpereigene Bildung von Gewebshormonen, wie beispielsweise Prostaglandine, hemmen. Indem die Bildung dieser Botenstoffe unterbunden wird, werden die Schmerzrezeptoren an den Nervenenden weniger empfindlich und die Schmerzen klingen ab. Sie sehen, hier muss eine lange Strecke zurückgelegt werden. Es sollte gut eine halbe bis Dreiviertelstunde dauern, bis Sie einen Unterschied merken.

Was sorgt also für diese rasante und angenehme Erleichterung? Es ist Ihr Gehirn, das hier einen Mechanismus in Gang setzt, der als Placebo-Effekt bekannt geworden ist. Lange Zeit beruhte diese Berühmtheit weniger auf Ruhm und Ehre, sondern war eher als Diskreditierung gemeint. Formulierungen wie »Das ist ja nur ein Placebo« bedeuteten so viel wie »Das bildest du dir nur ein«. Bei Medikamentenstudien stört dieser Effekt, da ein Wirkstoff sich erst einmal gegen die Kraft aus dem Kopf statistisch durchsetzen muss. Mit hohem Aufwand muss dafür gesorgt werden, dass weder Ärztin noch Patient wissen, ob eine Zuckerpille oder ein neuer Wirkstoff verabreicht wird. Doch was zunächst als

Störgröße für Stöhnen und Schweiß sorgte, hat sich in den letzten Jahren in den Labors weltweit durchgesetzt. Es findet gerade ein radikales Umdenken statt und der Placebo-Effekt wird als Beispiel für die Macht unserer Einstellung intensiv erforscht. Eine dieser Forschungshochburgen ist Deutschland. Die neuesten Erkenntnisse dazu werde ich Ihnen vorstellen. Und vielleicht werden auch Sie darüber erstaunt sein, wie stark der Placebo-Effekt in den Alltag renommierter Ärzte, erfolgreicher Psychotherapeuten und fürsorglicher Mütter wie ein trojanisches Pferd eingebrochen ist seinen Siegeszug feiert.

Von der Macht unserer Erwartung ist es ein Katzensprung zu einer der spannendsten Fragen in der Gesundheitspsychologie. Sie ist mit einer Persönlichkeit verwoben, die Millionen Menschen in ihrem Denken beeinflusste und eine Milliardenbranche in Gang setze. Vielleicht sagt Ihnen der Name Joseph Murphy oder der Buchtitel *Die Macht des positiven Denkens* etwas. Der strenggläubige Mann, der neunundneunzig Jahre alt wurde, hatte ein einfaches Rezept: durch positive Gedanken das Unbewusste auf Gesundheit zu programmieren. Er selbst meinte, dadurch eine unheilbare Hauterkrankung besiegt zu haben. Doch geht das wirklich? Was sagt die Wissenschaft dazu? Was bewirken Glauben, Spiritualität und ist es möglich, sich »gesund zu beten«? Helfen Autosuggestionen aus dem Internet? Sollen sich Kranke ein Ticket nach Lourdes besorgen oder gar die noch weitere Reise nach Brasilien zu John of God antreten? Und warum kann eine Reise nach Jerusalem auch zum Fall für die Psychiatrie werden? Auch diese Fragen werde ich in diesem Buch beantworten.

Apropos Glaube, der nach einem bekannten Bibelzitat sprichwörtlich Berge versetzen kann: Was verbinden Sie mit Weihnachten? Kekse, Adventmärkte, Geschenke? Wie ist es mit Spielfilmen? Zu meinem fixen Filmprogramm zu Weihnachten gehört »Sister Act«. Die unvergleichliche Whoopie Goldberg wird als Zeugin eines Mordes von den ermittelnden Beamten in einem Kloster vor den Kriminellen versteckt. Weil ihr der reine Klosteralltag zu langweilig ist, weiht die als Schwester Mary Clarance Getarnte die Glaubensschwestern in die Kunst des Gospelgesangs ein. Neben meiner persönlichen Vorliebe für den Humor dieses Films und die Gospelmusik selbst muss ich Ihnen etwas gestehen: Wir Hirnforscher lieben Nonnen. Warum, das erkläre ich Ihnen später. So viel sei aber verraten: Rund siebenhundert amerikanische Nonnen haben das Weltbild von Neurologen aus den Angeln gehoben, indem durch sie klar geworden ist, dass Demenz kein Schicksal ist, sondern zu neunzig Prozent eine Frage des Lebensstils.

Wie ist dies eigentlich mit den sogenannten Volkskrankheiten Allergie, Rückenschmerz oder Migräne? Über die Hälfte der Menschen in Mitteleuropa leidet unter entsprechenden Beschwerden – Tendenz steigend. Die Ursachen werden unter Fachleuten heftig diskutiert. »Idiopathisch« nennt der Arzt eine Krankheit, wenn er die wahren Gründe der Entstehung nicht kennt, das aber nicht offen zugeben möchte. Auch »Stress« oder »psychosomatisch« sind Wörter, die in solchen Fällen zur Erklärung herangezogen werden.

Haben wir recht, wenn wir dem Partner oder der Freundin im Streit vorwerfen: »Du machst mich krank«? Welche Rolle spielt Stress wirklich? Und wie ist das mit den Emotionen? Fördern negative Emotionen diese Leiden und verschwinden sie mit der Auflösung der belastenden Gefühle? Warum entwickeln manche Menschen trotz eines scheinbar unbekümmerten Lebens Depressionen und Ängste, während andere auch schwere Schicksalsschläge ohne psychische Beeinträchtigung wegstecken? Wie entsteht Resilienz, also die Fähigkeit, negativen Erlebnissen mit Stärke zu begegnen, und kann jeder diese Fähigkeit erlernen? Sie werden nach der Lektüre dieses Buches erstaunt sein, wie früh die Basis für den Umgang mit Stress gelegt wird, und darüber erfreut sein, dass wir nicht unseren Genen und frühesten Erfahrungen ausgeliefert sind, sondern in einem bestimmten Rahmen Resilienz sehr wohl auch als Erwachsene trainieren können. In der Gesundheit läuft ohnehin sehr viel darauf hinaus, selbstbestimmt sein eigenes Schicksal in die Hand zu nehmen und dabei auch auf traditionelle Ansätze zu vertrauen, die den Menschen in seiner Ganzheit betrachten.

Nach dem Triumph der High-Tech-Medizin und den Goldgräberzeiten der Medizin-Spezialisten gibt es einen signifikanten Gegentrend: ganzheitliche Gesundheitskonzepte und alternative Heilverfahren, die sich zum Teil auf Tausende Jahre alte Modelle stützen, erfreuen sich eines gewaltigen Booms. Während es in Deutschland den offiziellen Beruf des Heilpraktikers gibt, ist dieses Berufsbild in Österreich unter dem Gewerbeschein des Energetikers mehr oder weniger versteckt. Auch Ärzte bieten mit Akupunktur, Homöopathie und Co. immer mehr Zusatzleistungen an, die nicht zur klassischen Medizinlehre gehören.

Was sagen die harten Fakten aus der Wissenschaft dazu? Bewirkt es etwas, Hände aufzulegen oder Akupunkturnadeln zu setzen? Haben schamanische Trommeln Einfluss auf unsere Lebensenergie oder handelt es sich hier im wahrsten Sinne des Wortes um Hirngespinste? Und was verbirgt sich hinter dem komplizierten Namen »Psychoneuroimmunologie«, der mit seiner Länge an den »Donaudampfschifffahrtskapitän« erinnert?

Als Krönung des Buches präsentiere ich Ihnen mentale Strategien und ein Modell, das Ihnen zeigt, wie Sie sich Selbstheilungsprozesse vorstellen können und mit welchen Methoden Sie diese bestmöglich ins Tun bringen können. Ich werde Ihnen dazu verblüffende Forschungsergebnisse zu Hypnose, Meditation und Mentaltraining vorstellen, die Sie nach all dem Studieren auch zum Probieren einladen. Ich werde Ihnen ein fantastisches Selbsthilfe-Werkzeug vorstellen, das im Institut für mentale Erfolgsstrategien optimiert und getestet wurde: die *GAM-Meditation*. *GAM* steht dabei für *Gedanken als Medizin*. Egal ob lästige Muskelverspannung, belastende Emotion oder nervtötender Schmerz – mit dieser Methode nutzen Sie die mächtigsten Bausteine aus der Wissenschaft der Selbstheilung. Und das ganz einfach und schnell!

GESUNDHEIT IST AUCH FÜR DIE EVOLUTION DAS HÖCHSTE GUT

Einer der bedeutendsten Evolutionsforscher des 20. Jahrhunderts, der russisch-US-amerikanische Biologe Theodosius Dobzhansky, prägte den Satz: »Nothing in biology makes sense except in the light of evolution.« Übersetzt etwa: Nichts in der Biologie ergibt Sinn, außer im Lichte der Evolution. Das gilt selbstverständlich auch für unser Gehirn. Ihr etwa 1,5 kg schweres, Tofu-artiges Gebilde zwischen den Ohren verfolgt akribisch ein großes Ziel, eine gewaltige Vision: Ihr Überleben und das Ihrer Gene. Ihre Gesundheit ist dafür das größte Gut. Das zeigt sich gerade dann, wenn es um das Eingemachte geht: die Weitergabe unserer Gene, sprich bei der Partnerwahl und der Fortpflanzung. Die Schönheitsideale unterliegen dabei dem Wandel der Zeit, sind in vielerlei Hinsicht ein Ergebnis der Kultur, der Mode und des Zeitgeistes. Denken Sie nur daran, wie in unserer Gesellschaft erst Rubensfiguren und dann Hungerhaken als Schönheitsideal galten. Oder dass früher noble Blässe en vogue war und später Bräune aus Mallorca.

Trotz der Varianz und wechselnder Trends gibt es in der Biologie klare Kriterien für Attraktivität. Diese finden wir auch im Pflanzenreich, wenn wir beispielsweise Blumen betrachten. Wenn ein Kavalier seiner Angebeteten einen Strauß Rosen mitbringt, wird sie sich wahrscheinlich freuen. Es sei denn, die Blüten sind schon verwelkt und der grüne Stiel weist braune Flecken auf. Insekten geht es genauso. Sie lieben Blumen, aber schön und frisch sollen sie sein. Ihr Kriterium: Je symmetrischer die Blüten, umso lieber naschen sie am Nektar. Aus der Attraktivitätsforschung beim Menschen weiß man Ähnliches zu beobachten: Symmetrische Gesichter kommen besser an. Sie sind ein Zeichen für Gesundheit und damit »gute Gene«.

Bei Fruchtfliegen müssen die Männchen durch eine besondere Tanzeinlage überzeugen. Nur wenn die Bewegungen der Balz auf ausreichend Fitness hinweisen, darf der Bewerber seiner Fliegenprinzessin nahe genug kommen. Auch hier sind Parallelen beim Menschen rasch gefunden, wenn etwa der unbegabte Tanzschüler seiner Partnerin schon zum x-ten Mal beim Boogie-Woogie auf die Füße tritt und sie langsam, aber doch die Geduld mit ihm verliert.

Und dann gibt's noch die Geschichte mit den Düften. »Ich konnte ihn nicht riechen« oder »Die Chemie hat nicht gestimmt« steht für die Grobanalyse nach einem missglückten Blind-Date. Professor Karl Grammer an der Universität Wien gilt als Koryphäe unter den Pheromon-Forschern. Seine Untersuchungen bestätigen, wie fein unser Näschen für das Immunsystem des potenziellen Partners ist. Passt es zu unserem, garantiert das beim Nachwuchs nämlich eine starke Immunabwehr.

Sie sehen, bei der schönsten Sache der Welt steht die Gesundheit ganz im Mittelpunkt. Und nicht nur da – denn damit wir Nachwuchs zeugen und großziehen können, müssen wir etwas sehr Banales meistern: Wir müssen überleben. Dazu gehört nicht nur, vor Raubtieren Schutz zu suchen oder sich gegen gewalttätige Mitmenschen verteidigen zu können, sondern auch heftige Verwundungen wegstecken zu können oder die Bedrohung durch gefährliche Bakterien, Viren und Parasiten abzuwehren.

So wie beim Brüllen des Säbelzahntigers sofort Adrenalin durch den Körper schießt und unsere Arme und Beine mit Power versorgt, wäscht nach einer Verletzung das Blut zunächst den Schmutz aus den Wunden, um dann dicker zu werden und die Körperöffnung mit einer Kruste zu schließen. Genauso hat es sich als Vorteil erwiesen, dass der Organismus sich mit einer Vielzahl an Zellen und Antikörper gegen die Invasion der Mikroben wehrt. Selbstheilungskräfte sind ein Produkt der Evolution. Wir sind, um Marlene Dietrichs berühmtes Lied abzuwandeln, von Kopf bis Fuß auf Gesundheit eingestellt – dazu gehören Blutgerinnung, Immunsystem und eben auch unser Gehirn.

WIE DAS UNBEWUSSTE DEN KÖRPER STEUERT

Blicken wir in unser Oberstübchen. Würde man den Schädel öffnen und von außen auf das Gehirn blicken, dann käme uns eine graue Furchenlandschaft, unsere Großhirnrinde, entgegen, die sich wie eine Badekappe über den Rest des Gehirns stülpt. Von Ihrer Stirn bis zum Beginn der Ohren erstreckt sich ein Gebiet, das wir Stirnhirn, Frontallappen oder fachmännisch präfrontalen Cortex nennen. An der Spitze der Stirn, dem dorso-lateralen präfrontalen Cortex, thronen unser Verstand, unser Wille und unsere Aufmerksamkeit. Dass zwei und zwei vier ergeben, rechnet dieser Hirnbereich für uns aus. Wenn wir versuchen, rasch am Süßwarenregal im Supermarkt vorbeizukommen, ohne nach Schokolade zu greifen, ist dieses Areal unser Verbündeter. Verstand, Wille und Aufmerksamkeit – diese drei Phänomene unterliegen unserer bewussten Wahrnehmung und Kontrolle. Etwas weiter hinten, im Bereich des Scheitellappens, parken unsere Erinnerungen. Dieses Langzeitgedächtnis ist vorbewusst, das heißt, es ist aktuell verborgen, kann aber in der Regel einfach ins Bewusstsein geholt werden. Wenn ich Ihnen beispielsweise die Frage stelle, wie Ihr letzter Urlaub war, werden die Erinnerungen an diesen aktiviert und gelangen ins Bewusstsein.

Am anderen Ende des Gehirns, Richtung Hals und Nacken, befindet sich der Hirnstamm. In ihm wird unser Überleben gesichert: Atmung, Schluckreflex, Körperhaushalt, Blutdruck und vieles mehr werden von hier automatisch reguliert. Gut so, denn das verhindert, dass wir eine wichtige Funktion aus Versehen vergessen. Zwischen dem Penthouse Stirnhirn und dem Keller Hirnstamm liegen mehrere Etagen, die unter den Begriff »limbisches System« fallen. Da residiert der größte Teil unserer Psyche und unseres Unbewussten.

Anfang des 20. Jahrhunderts hat das Unbewusste den Wiener Arzt Sigmund Freud in seinen Bann gezogen. Für ihn war unser Geist wie ein Eisberg: über Wasser der Verstand und die Sprache, unter Wasser die verborgenen Triebe. Ödipus-Komplex, Penisneid, Mordgedanken gegen den Vater – der Begründer der Psychoanalyse liebte es, eine spektakuläre Sex-and-Crime-Story rund um unser Unbewusstes zu schreiben. Heute sieht die Forschung diesen Teil des Eisbergs freilich nüchterner – von der Faszination hat das Unbewusste dennoch nichts eingebüßt.

Unser Kopf saugt 24/7 Informationen aus der Umwelt und dem Körper auf und verarbeitet sie, um sich selbst und den Körper zu steuern – die Datenmenge ist enorm. Über die fünf Sinnesorgane allein strömen etwa elf Millionen Bit pro Sekunde an Information ins Gehirn. Eine Informationseinheit steht dabei für gerade mal acht Bit. Rechnen wir die Körperinformationen dazu, wie Flüssigkeitshaushalt, Atemfrequenz oder Füllgrad des Magens, können wir von etwa fünfzig Millionen Bit pro Sekunde ausgehen. Das ergibt neun Milliarden Informationen pro Tag, die unser Gehirn auf Trab halten. Nur einen winzigen Teil davon nehmen wir bewusst wahr: magere vierzig bis hundert Bit pro Sekunde. Sie sehen: Wir ticken überwiegend unbewusst. Falls Sie das Buch gerade in den eigenen vier Wänden lesen: Wissen Sie eigentlich, was Ihre Nachbarn momentan tun? Falls nicht zufällig der Staubsauger oder die Musikanlage lärmt oder Sie gemeinsam dieses Buch lesen, werden Sie im Dunkeln tappen. Mit Ihrem Unbewussten ist es genauso. Es wohnt in den Etagen unter Ihnen. Beinahe alles, was es den ganzen Tag über anstellt, bleibt ein Rätsel.

In meinen Seminaren teile ich Zuhörer gerne in zwei Gruppen. Eine Gruppe fordere ich auf, ihr Herz schneller schlagen zu lassen, und die andere, ihr Herz in einen langsamen Rhythmus zu führen. Dann bitte ich die eine Gruppe darum, intensiv zu schwitzen, und die andere, wie auf Knopfdruck eine Gänsehaut zu entwickeln. Sie können sich vorstellen, wie ratlos mich viele dann ansehen. Was bei willkürlichen Muskeln wie dem Bizeps kinderleicht vonstattengeht, wenn wir eine Gabel in Richtung Schnitzel oder Tofu bewegen, scheint selbst mit größter Willensstärke und Anstrengung bei unwillkürlichen Vorgängen ein Ding der Unmöglichkeit zu sein. Schauen wir jedoch einen atemberaubenden Thriller, pocht unser Herz wie verrückt, unsere Hände schwitzen oder es befällt uns eine Gänsehaut am ganzen Rücken. Körper und Geist sind eng miteinander verwoben. Doch es ist nicht der bewusste Wille, der wesentliche Teile unserer Physiologie steuert, sondern der indirekte Einfluss über das Unbewusste.

Nach welchen Regeln folgt dieser indirekte Einfluss? Wie sieht dieser konkret aus? Oder anders formuliert: Welche Sprache spricht unser Gehirn eigentlich? Die Muttersprache wäre naheliegend. Wir können auf Deutsch von unserem letzten Urlaub erzählen oder die Erlebnisse in Form eines kleinen Aufsatzes niederschreiben. Doch diese Sprache ist bei näherer Betrachtung nur die Sprache unserer Hirnoberfläche. Das, womit unser Stirnhirn mit Stirnhirnen anderer Menschen, dem Hund und manchmal auch dem Laptop, der nicht so tut, wie man will, flüstert, spricht oder schreit. Doch welche Sprache spricht unser limbisches System oder gar unser Hirnstamm? Verstehen diese Teile des Gehirns zum Beispiel, wenn ich mir laut wünsche, rasch wieder gesund zu werden? Darauf werde ich nun eingehen.

In der Science-Fiction-Komödie *Mars Attacks!* aus dem Jahre 1996 gibt es ein wunderbares Gerät. Es macht das Geschnatter der Außerirdischen für Menschen verständlich. Leider bewahrt das die Menschheit nicht vor der sadistischen Aggression der Aliens. Da haben wir es mit unserem Gehirn weitaus besser. Ungefähr zu jener Zeit, als dieser Film in den Kinos lief, begannen die Neurowissenschaftler, dem Gehirn beim Denken zuzusehen. Dazu werden Menschen in Röhren geschoben und die Forscher suchen fiebrig nach Hinweisen, wann das Gehirn wo ein wenig mehr Sauerstoff verbraucht. Das ist ein Indiz dafür, dass dieser Bereich aktiver wurde. So konnte man in Verbindung mit Tierexperimenten erkennen, dass das limbische System eine sinnvolle Arbeitsteilung pflegt. Die Amygdala schreit bei Furcht und Angst, der Hippocampus werkt, wenn wir neues Wissen lernen oder neue Erfahrungen machen, und die Basalganglien machen eifrig Notiz von jeder Wiederholung, bis daraus eine Gewohnheit wird. Auch unser Belohnungssystem, das uns motiviert, eine Handlung durchzuführen, oder uns den hart verdienten Erfolg genießen lässt, gehört in den Bereich der Basalganglien. Das limbische System ist für Emotionen und Lernen zuständig. Diese zwei Bereiche gehören zusammen wie Schlüssel und Schloss.

Nach unten Richtung Hirnstamm und Körper werden elektrische und chemische Befehle für Drüsen, Muskeln oder das vegetative Nervensystem delegiert. Körpersprache, Verhalten und Physiologie folgen diesen Anweisungen. Das vegetative Nervensystem – Nervengeflechte, die den ganzen Körper durchziehen und für Stress oder Entspannung sorgen – wird uns in diesem Buch noch öfter begegnen.

Nach oben Richtung Bewusstsein werden die limbischen Botschaften als Empfindungen bewusst – wir können also ein Gefühl wahrnehmen. Die Grammatik des Unbewussten ist dabei denkbar einfach gestrickt. Wir können zwei grundsätzliche Arten von Empfindungen wahrnehmen: angenehme »will ich«-Gefühle aus dem Belohnungssystem und unangenehme »will ich nicht«-Gefühle wie Angst aus den Lernerfahrungen der Amygdala oder Ekel und Schmerz aus der Insula. Die Insula ist ein an der Schläfe nach innen gefalteter Teil der Großhirnrinde, in der Signale aus dem Körper in Empfindungen übersetzt werden. Diese Gefühle können unterschiedlich stark sein und sich auch in ihrem Vokabular unterscheiden: Schmetterlinge im Bauch, warme Brust, Kribbeln in den Händen beispielsweise. Die Körperempfindung auf ein Gefühl kann sich steigern oder sinken.

Im Labor von Lauri Nummenmaa an der Universität Turku in Finnland wird untersucht, ob sich »Landkarten des Körpers« auf verschiedene Emotionen erstellen lassen. Empfindungen können zwischen zwei Menschen stark abweichen. Zum Beispiel kann der eine die Wut im Bauch spüren, während sie beim anderen im Hals steckt. Im Schnitt gibt es aber ein Muster, wie eine Emotion sich körperlich anfühlt. In einer Publikation im Jahr 2019 zeigt der finnische Psychologe mit seinem Forscherteam, dass diese »Körperkarte« sogar quer über verschiedene Kulturen gilt. Dazu wurden die Emotionen von fast viertausend Menschen aus rund hundert Ländern im Alter vom jungen Erwachsenen bis zum Greis erfasst. Die Versuchsteilnehmerinnen trugen in einer Körperschablone am Computer ein, wo am Körper sie bei Emotionen wie Ärger, Freude oder Trauer mehr oder weniger Gefühl bemerkten. Das Ergebnis: Ärger nehmen Menschen weltweit im Durchschnitt als Aktivierung von Kopf, Händen und Brustbereich wahr. Furcht aktiviert die Empfindung im Brustbereich. Freude ist sehr lebendig in Kopf und Brustbereich zu erleben. Bei Trauer stumpfen die Empfindungen an Armen und Beinen quer über den Planeten von Australien über Indien, den Philippinen und Großbritannien ab.

Diese Studie zeigt: Emotionen sind weniger kulturell erlernt, sondern entsprechen einem biologischen Muster. Es gibt einen universellen Code der Körperempfindungen. Mit anderen Worten: Die Sprache des limbischen Systems ist international. Unser limbisches System spricht nach oben in Körperempfindungen und nach unten in Körperreaktionen. Bei beiden ist die Insula eine Art Mittler oder Übersetzungsmaschine. Sie macht diesen Job nicht allein, viele Bereiche des Gehirns sind daran beteiligt, wie bei allen Prozessen. Diese Art somatische Kommunikation des Gehirns ist der *Body Talk*, der uns in vielen Facetten begegnet, auch und insbesondere in Form von Krankheitssymptomen.

Der Feind im eigenen Kopf

DIE DREI EBENEN PSYCHISCHER BELASTUNGEN

Im limbischen System rocken nicht nur unsere Emotionen, dort sitzt auch ein riesiger Universitätscampus. An allen Ecken und Enden wird gelernt: Die Amygdala lernt, was wir aus Angst meiden sollen, die Insula, was in uns Ekel oder Schmerz verursacht, das Belohnungszentrum, was wir brauchen, damit es uns gut geht, der Hippocampus neues Wissen und Erfahrungen, die Basalganglien die liebgewonnenen Gewohnheiten. Die limbische Hochschule lernt dabei nicht nur Sinnvolles, sondern auch Belastendes, was in psychischen Erkrankungen mündet. In welchen Bereichen sich dieser Feind genau ausbreitet, sehen wir uns nun genau an.

Ich bitte Sie darum, sich das Eisberg-Modell in Erinnerung zu rufen. Lassen Sie uns den Eisberg in drei Ebenen unterteilen: Über der Wasseroberfläche ist der *explizite* Teil. Mit *explizit* ist der bewusste Teil gemeint, hier ist die Großhirnrinde des Stirnhirns beteiligt und die vorbewussten Erinnerungen in der Großhirnrinde des dahinter angrenzenden Scheitellappens. Diese Erinnerungen brennen sich über Hippocampus-Erfahrungen in uns ein. Das gilt für positive

Erlebnisse genauso wie für negative. Bilder, die mit Ängsten einhergehen, drücken immer wieder den Einschaltknopf der Amygdala. Hier hat der psychische Stress seinen Ursprung.

Stress ist in erster Linie ein Platzhalter für Angst. Hinter dem Stress, mit einem Projekt im Büro nicht fertig zu werden, verbirgt sich die Angst, die Chefin oder die Geschäftsführung nicht zufriedenzustellen. Dahinter steckt wiederum die Angst, den Job zu verlieren. Dahinter die Angst, die Kreditrate des Hauses nicht mehr zahlen zu können. Und dahinter wiederum die Angst, Haus und Hof zu verlieren und vielleicht sogar unter der Brücke schlafen zu müssen. Sie sehen, hinter einem vordergründig banalen Stressthema verbergen sich unter Umständen dramatische Existenz- und Überlebensängste. Dabei meint es die Amygdala im Grunde gut mit uns. Was sie möchte, ist, unser Überleben zu sichern. Wenn wir dem Säbelzahntiger gerade noch entkommen, der hinter dem Waldstück rechts vorm Fluss lauert, dann bewirkt die Amygdala, dass wir diese Gegend zukünftig meiden. Ihre Aufgabe ist die emotionale Konditionierung. Sie verknüpft das Gebiet, wo das Raubtier lebt, mit einem »weg von«-Gefühl. Um ein Gefühl der Angst zu entwickeln, muss man nicht tatsächlich in Gefahr sein. Manchmal reagiert die Amygdala auch bei Schwiegermüttern, Businessplänen und Charterflügen, weil im Kopf schon gelernte »worst case«-Bilder abgespult werden. Sogar der bloße Gedanke an den Besuch der Schwiegermutter, an die Businessplan-Präsentation in zwei Wochen oder die Flugreise nächsten Sommer aktiviert die Amygdala und verbreitet so Unbehagen und psychischen Stress.

Doch die Geschichte unvorteilhafter Kopfprogramme geht noch weiter. Und dazu tauchen wir unter die Wasseroberfläche, um uns zwei weiteren Ebenen des Eisbergs zu widmen. Beide sind *implizit* – so nennen Hirnforscher im Fachjargon unbewusste Vorgänge.

Die obere der beiden impliziten Ebenen ist *prozedural*,

also auf Abläufe spezialisiert. Hier kommen die Basalganglien ins Spiel. Unsere Muster im Denken, Fühlen und Tun haben sich hier festgekrallt. Wir verinnerlichen unsere Gewohnheiten durch Wiederholung und kratzen so eine tiefe Rille in die Basalganglien. Grübeln, sich nicht wertvoll zu fühlen oder unersättlich zu naschen – das alles lernt diese Hirnstruktur ganz nebenbei, indem wir immer wieder solchen Gedanken, Gefühlen oder Verhaltensweisen nachgehen. Wenn Sie sich in bestimmten Situationen, zum Beispiel unter vielen neuen Leuten, wertlos und klein fühlen, kann das ein gelerntes Muster sein. Das Prinzip ist dasselbe wie beim Üben von Klavierstücken oder wenn Kinder Radfahren lernen – nur dass es bei diesen positiven Beispielen in der Regel gewollt ist. Dasselbe gilt für Lebensweisheiten. Vielleicht hörten Sie als Kind Sätze wie »Bescheidenheit ist eine Zier« oder »Schuster, bleib bei deinen Leisten«. Durch Wiederholung werden solche Sätze als Wahrheit übernommen.

Das untere und letzte Stück des Eisbergs, auf dem sinnbildlich die ganze Last ruht, ist *somatisch*. Auch hier führt unser Unbewusstes Regie, doch was wir hier lernen und abspeichern, ist körperlicher Natur. Die dafür zuständigen Gehirnregionen sind abermals die Basalganglien, aber auch das Kleinhirn, das ganz hinten unter dem Großhirn sitzt und für die Motorik zuständig ist. Über das Kleinhirn wirken sich psychische Belastungen auf Muskelaktivitäten aus. Wir sprechen hier auch manchmal vom Muskelgedächtnis, das eben nicht in den Muskeln selbst sitzt, sondern im Gehirn.

Auch das bereits kurz vorgestellte vegetative Nervensystem gehört zum *implizit-somatischen* Fuß des Eisbergs. Das vegetative Nervensystem ist nicht mehr Teil des Gehirns, wird aber über Hirnstamm und Rückenmark vom Gehirn beeinflusst. Seine Fasern durchziehen den ganzen Körper, auch unsere inneren Organe wie Herz, Niere und Dickdarm. Die Sprache des vegetativen Nervensystems kann in zwei Aussagen eingeteilt werden: anregend (Sympathikus)

explizit

implizit-prozedural

implizit-somatisch

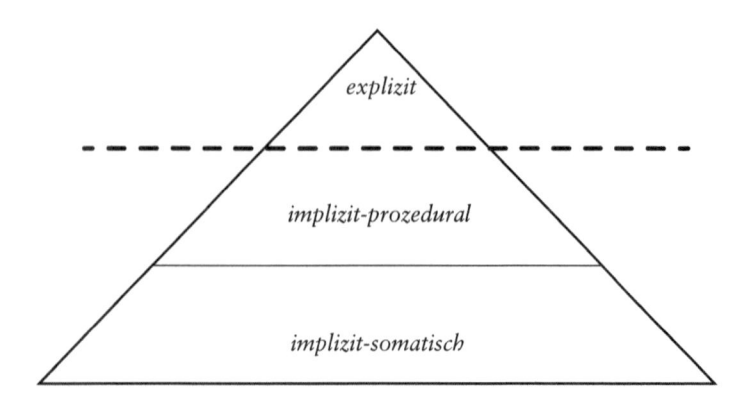

Abb. Drei-Ebenen-Eisberg-Modell. *Im Gehirn gibt es drei Bereiche, in denen sich psychische Probleme festsetzen: explizit, also auf bewusster und sprachlich ausdrückbarer Ebene, und implizit, also auf unbewusster Ebene. Im impliziten Bereich kommen Gewohnheiten im Denken, Fühlen und Tun (prozedural) sowie somatische, also körperliche, Symptome wie Muskelverspannungen zum Tragen.*

oder entspannend (Parasympathikus). Stress wird durch Sympathikus-Aktivität angekurbelt, Erholung und Regeneration durch den Parasympathikus gefördert.

Sie sehen: Die Psyche endet nicht im Kopf. Psychische Belastungen gehen über die unterste Ebene des Eisbergs in den Körper.

DIE ACHSEN DES BÖSEN

Sie haben es schon erfahren: Spinnen, Höhen, Schwiegermütter – die Amygdala lernt, wovor wir uns fürchten sollen. Dieser Lernvorgang nennt sich *emotionale Konditionierung*. Die Amygdala bedarf dabei keiner echten Gefahr – allein der Gedanke an Spinnen, Höhen und Schwiegermütter kann ausreichen, um den Alarmknopf zu betätigen. Die aktivierte Amygdala sendet Signale an den Hypothalamus, unsere Hormonfabrik im Kopf und Steuerzentrale des vegetativen Nervensystems. Dieser produziert CRH, das Cortiotropinreleasing Hormone, ein kleines Protein mit enormer Bedeutung für unsere Stressreaktion. Durch CRH wird der Stressteil des vegetativen Nervensystems, der Sympathikus, geweckt und fordert das Innere der Nebenniere auf, Noradrenalin und Adrenalin zu produzieren und in den Blutkreislauf abzugeben. Die beiden Hormone bewirken, dass das Herz schneller schlägt, der Blutdruck steigt, die Atmung schneller wird, die Muskeln angespannt sind und optimal mit Sauerstoff sowie Glukose- und Fettreserven versorgt werden. Auf Dauer werden Herz-Kreislauf-System und Stoffwechsel belastet.

Im Gehirn wird ebenfalls Noradrenalin ausgeschüttet – im Locus caeruleus, einer Region im Hirnstamm hinten – und die Aufmerksamkeit inklusive Problem-Fokus erhöht. Wenn wir ein Geräusch hören, aufschrecken und förmlich die Ohren spitzen, sorgt dieses Noradrenalin für die erhöhte Konzentration. Es handelt sich um die neuronale Stressachse, auch kurz SAM-Achse genannt, die praktisch unmittelbar auf Gefahr im Verzug reagiert.

Daneben gibt es noch eine zweite Stressachse, die langsamer werkt. Der Hypothalamus stimuliert durch CRH auch die Hirnanhangsdrüse (Hypophyse), die wiederum über das Adrenocorticotrope Hormon (ACTH) der äußeren Schicht der Nebennieren den Befehl gibt, das Stresshormon Kortisol zur Verfügung zu stellen. Diese Reaktionskette wird auch HPA-Achse genannt.

Die Stressachsen SAM und HPA von der Amygdala zu Adrenalin, Noradrenalin und zum Kortisol können wir als Stressaktivierung bzw. einfacher ausgedrückt als »aufregen« bezeichnen. Kortisol schwimmt über die Blutbahn nicht nur durch den Körper, um an verschiedenen Stellen körperlichen Stress auszulösen, es geht auch ins Gehirn und dockt an den Hippocampus. Diese Bindung von Kortisol an den Hippocampus führt schließlich wieder zur Beruhigung. Der Hippocampus funkt an den Hypothalamus, dass nun ausreichend Kortisol vorhanden ist und die Stressachse an die Nebennierenrinde sich wieder beruhigen kann. Es kommt zum »Abregen«. Der Botenstoff Serotonin dämpft in weiterer Folge unser Nervensystem. Zu wenig Serotonin wird mit psychischen Erkrankungen wie Angst oder Depression in Verbindung gebracht. Viele Psychopharmaka setzen daher am Serotoninsystem an.

Stress an, Stress aus. Aktivierung, Beruhigung. Aufregen, abregen. Das sind die Gezeiten des Lebens und sie stellen eine physiologisch zunächst nicht ungesunde, sondern eine auf das Überleben ausgerichtete Reaktion dar. Wenn allerdings der Einschaltknopf ständig gedrückt wird und die Erholung nach der »Aufreg«-Phase zu kurz kommt, nimmt der Belastungsdruck zu. So kann es zu chronischem Stress kommen und der ist tatsächlich ungesund. Es gibt keinen guten Stress – diese Annahme ist im Buch *Gewinner grübeln nicht* von Pamela Obermaier und mir als in die Jahre gekommener Mythos entlarvt worden.

Es gibt auch Menschen, bei denen nicht die ständige Stressaktivierung, sondern die mangelhafte Stressberuhigung zum Problem wird. Es handelt sich dabei oftmals um introvertierte Persönlichkeiten mit starkem Hang zu Ordnung, die leichter als der Durchschnitt der Bevölkerung in psychische Erkrankungen rutschen. Die Ursache für eine solche neurotische Neigung ist früher Stress. Es kann schon im Mutterleib losgehen. Stress in der Schwangerschaft erhöht das Kortisol der Mutter. Dieses Kortisol gelangt über die Nabelschnur ins Blut des Ungeborenen und dann weiter über die Blut-Hirn-Schranke ins Gehirn des Embryos. Dort wird die Hipppocampus-Entwicklung gestört, insbesondere die Ausprägung der Andockstellen für Kortisol. Die Stressberuhigung kommt dauerhaft aus dem Lot. Wir haben es also mit Menschen zu tun, die sich zwar leicht aufregen, nicht aber ausreichend schnell wieder abreagieren können. Ähnlich ergeht es auch Menschen, die in den ersten beiden Lebensjahren starke Stresserfahrungen erleiden. Und in noch schlimmerer Ausprägung gibt es sogar Menschen, die sich nicht aufregen können und alles runterschlucken, bis sie irgendwann explodieren. Auch hier ist die Stressreaktion beschädigt.

Sie sehen, die richtige Balance aus Stressaktivierung und Stressberuhigung ist wesentlich für unser psychisches Wohlergehen. Und die Basis dafür wird ganz früh gelegt. Darum gibt es Menschen, die mit einer bombenfesten Resilienz fast nichts umhauen kann, und andere, die schon bei vergleichsweise harmlosem Stress zusammenklappen. Probleme in der Stressreaktion sind auf lange Sicht alles andere als gute Perspektiven für die körperliche Gesundheit, wie Sie gleich sehen werden.

WENN DIE PSYCHE KRANK MACHT

»Es ist psychosomatisch.« Diese Diagnose bekommen Patientinnen häufig von ihrem Arzt, wenn er keine Krankheitsursache findet. Blutbild, Röntgenbild, MRT – alles scheint in Ordnung zu sein. Also muss das Problem in der Seele sitzen. Psychosomatik hat allerdings nichts mit Einbildung zu tun oder mit Krankheiten, die völlig vom Körper losgelöst sind, ganz im Gegenteil – Psyche und Körper wirken zusammen und greifen ineinander.

»Die Psyche lenkt die Motorik« ist in verwandter Form der Leitspruch des österreichischen Sporttrainers Gunnar Prokop. Er verhalf seiner Frau Liese Prokop als Leichtathletik-Coach zur Silbermedaille im Fünfkampf und feierte mit Hypo-Südstadt herausragende internationale Erfolge im Handball. Als er im Jahr 2009 bei einem Champions-League-Spiel aufs Feld stürmte, um eine Gegenspielerin seines Teams am Angriff zu hindern, hat seine impulsive Seele es freilich übertrieben. Wie die Psyche die Gesundheit lenkt und dabei leider manchmal zu übertriebenen Reaktionen und Fouls neigt, darum soll es nun gehen.

Im vorherigen Kapitel haben Sie gesehen, dass Stress sich über drei Systeme im Organismus ausbreitet. Das erste System: Im Gehirn erhöht Stress über Noradrenalin die Aufmerksamkeit. Oft kann dieser Prozess von einem Gefühl der Angst und des Problemdenkens begleitet werden. Das zweite System, die SAM-Achse, führt zur Erhöhung von Noradrenalin und Adrenalin im Körper. Das dritte System, die HPA-Achse, setzt Kortisol frei. Kortisol kann dabei auch erst viele Stunden oder Tage nach einem Stressereignis in Aktion treten und vor dem Anstieg sogar absinken. Chronischer Stress beginnt als Verarbeitung von Umweltreizen im Gehirn. Und diese Verarbeitung, die in einer Kortisol-Antwort mündet, ist höchst individuell.

Im Teamwork können die beiden Achsen den Körper gehörig auf den Kopf stellen. Puls, Blutdruck, Herzzeitvolumen, Blutgefäßverengung, Blutzucker, Anspannung der für willentliche Bewegungen zuständigen quergestreiften Muskulatur und des Faszien-Bindegewebes – all das wird durch Noradrenalin, Adrenalin und Kortisol im Körper erhöht bzw. gefördert. Belastungen des Herz-Kreislauf-Systems, Stoffwechselerkrankungen und Magen-Darm-Probleme sind bekannte Konsequenzen eines stressigen Lebens.

Stress macht auch vor Muskeln nicht halt. Wenn Sie willentlich Muskeln anspannen, wir haben an anderer Stelle schon den Bizeps als Beispiel genannt, geht das bei Skelettmuskeln ohne Probleme. Es gibt aber noch weitere Muskeln in

Ihrem Körper, die Ihrer Willenskraft nicht direkt zugänglich sind – die glatte Muskulatur. Hohlorgane außer dem Herzen werden von ihr umspannt. Insbesondere gehören dazu die Blutgefäße, die Organe des Verdauungskanals und die Atemwege. Sie regelt den Gefäßwiderstand, die Bewegung des Nahrungsbreis und den Gasaustausch in den Lungen. In einem Zustand der dauerhaften Anspannung kann es hier zu Verkrampfungen kommen: Bluthochdruck, Reizdarm oder Asthma werden massiv gefördert. Es ist, als würden Sie auf einem Gartenschlauch stehen. Das Wasser staut sich und es baut sich Druck auf. Erst wenn Sie den Fuß vom Schlauch nehmen, kann das Wasser wieder frei fließen.

Auch die Migräne steht in Verbindung mit dem Spannungszustand dieser Muskulatur. Forscher, die sich zum internationalen Kopfschmerz-Genetik-Konsortium zusammengeschlossen haben, konnten durch Analyse der Muster von rund 60.000 Migräne-Geplagten zeigen, dass die Reaktion der Blutgefäße im Gehirn entscheidend für den Ablauf der Attacken ist. Migränepatientinnen leiden unter einer genetisch beeinflussten Störung der Blutversorgung im Gehirn. Die glatte Muskulatur in ihren Gefäßwänden reagiert anders als bei gesunden Menschen. Daher kann bereits scheinbar nebensächlicher Stress wie ein Wetterumschwung oder der weibliche Zyklus eine Attacke auslösen. Die glatten Muskeln werden vom Gehirn unbewusst gesteuert und können krank bzw. gesund machen. Sie vermitteln den subtilen Einfluss von Stress auf innere Organe und Blutgefäße. Doch die Effekte von Stress auf den Körper sind noch dramatischer und tiefgreifender. Das wird selbst unter Ärzten noch unterschätzt.

Unter dem Namen *Psychoneuroimmunologie* krempeln Wissenschaftler gerade unser medizinisches Weltbild um. Damit Sie die Nase vorne haben und verstehen, worum es geht, darf ich Ihnen eine äußerst vielschichtige Gruppe an kleinen Proteinen vorstellen: die *Zytokine*. Diese »Mini-Hormone« werden von Zellen ausgeschüttet, um Wachstum und Entwicklung anderer Zellen zu beeinflussen. Die Interferone, Interleukine und Tumornekrosefaktoren sind das Zytokine-Triumvirat einer erfolgreichen Immunabwehr. Sie unterstützen den Kampf gegen Viren, sind beim Fressen von aufkommenden Krebszellen beteiligt und führen heftige Gefechte gegen Angriffe von Entzündungen. Wenn wir von Abwehrkräften sprechen, steht dahinter das Wirken dieser tapferen Zytokine.

Kennen Sie das Gefühl, durch eine Erkältung niedergeschlagen, müde und appetitlos zu sein? Vor allem Männer sagt man nach, besonders daran zu leiden, wodurch sich der Begriff »Männerschnupfen« eingebürgert hat. Wer krank ist, zieht sich zurück, schläft viel und isst wenig. Mediziner sprechen in diesem Zusammenhang vom *Sickness-Behaviour*, auf Deutsch Krankheitsverhalten. Dieser Mechanismus ist sinnvoll, um andere nicht anzustecken und Ruhe für die Genesung zu bekommen. Dahinter stecken entzündungsfördernde Zytokine, die ins Gehirn wandern und dort unser Erleben und Verhalten verändern. Das spüren wir, bevor erste Erkältungssymptome im Anflug sind.

Dieses Verhalten ist auch typisch für Depressionen. Eine krankhaft niedergedrückte Stimmungslage öffnet wiederum Infekten Tür und Tor. Die Vermutung liegt daher nahe, dass das Immunsystem auch bei dieser psychischen Erkrankung eine wesentliche Rolle spielt. Die Rolle von Entzündungen und damit Zytokinen für das Entstehen einer Depression wird in Fachkreisen intensiv diskutiert.

Entzündungsfaktoren dürften der gemeinsame Nenner vieler Erkrankungen sein. Ein solches Molekül ist Interleukin-6 (IL-6). IL-6 ist unter anderem erhöht bei Bluthochdruck, Osteoporose, Arthritis, Diabetes Typ 2, Krebs, Depression und Gebrechlichkeit. Probanden wurden in einem Experiment von Schaller und Kollegen im Jahr 2011 zunächst neutrale Fotos und danach Fotos mit dem Thema

Krankheit oder Fotos mit einer auf sie gerichteten Pistole vorgelegt. Der bloße Anblick erkrankter Personen ließ die Entzündung in Form einer IL-6-Erhöhung im Vergleich zur »Pistolengruppe« etwa um das 3,5-Fache ansteigen. Wir »stecken« uns gleichsam über Bilder von Kranken bzw. den Gedanken an Krankheit an.

Menschen mit Asthma, Rheuma und anderen schweren entzündlichen Erkrankungen ist folgendes Medikament ein Begleiter: Kortison. Das Arzneimittel gibt es in vielerlei Form wie Sprays, Cremes oder Tabletten, um starke entzündliche Erkrankungen unter Kontrolle zu bekommen. Chemisch abgeleitet ist Kortison vom Stresshormon Kortisol. Dieses Steroid der Nebennierenrinde ist unser »körpereigenes Kortison« und gilt als das wissenschaftliche Synonym für Stress schlechthin. Kortisol brachte es als Stresshormon und Übeltäter für Übergewicht, Diabetes und Immunerkrankungen zu zweifelhafter Ehre. Im Folgenden gehe ich darauf ein, was Kortisol in unserem Körper macht und wie es auf die Gesundheit Einfluss nimmt.

Kortisol ist stark fettlöslich. Durch diese Eigenschaft kann es einfach in die Zellen schlüpfen. In einer Körperzelle ändert es die Regulation der Gene und verändert so zum Beispiel den Blutzuckerspiegel, indem es mehr Traubenzucker aus der Zelle hinausbefördern lässt. Kortisol ist damit der natürliche Gegenspieler von Insulin und kann, wenn es dauerhaft erhöht ist, zu Stoffwechselkrankheiten wie Diabetes führen.

Ein anderer wichtiger Effekt ist jener auf die Immunabwehr. Durch Kortisol, so ein gängiger Mythos in Büchern und im Internet, wird das Immunsystem gedämpft, damit der Körper mehr Energie für die Stressreaktion hat. Das ist allerdings nicht ganz korrekt. Kortisol, Adrenalin und Noradrenalin erzeugen vielmehr eine Verschiebung in der Immunreaktion. Nun schauen wir uns diesen wichtigen Zusammenhang zwischen Stress und Abwehrkräften etwas genauer an.

In den Achtzigerjahren starben immer Menschen an einer mysteriösen Krankheit. Da sie zunächst vorderranging die homosexuelle Szene in San Francisco in den USA betraf, bekam sie den politisch nicht korrekten Titel »Schwulenpest«. Immer mehr erlagen ihr, auch berühmte Persönlichkeiten wie Rock Hudson. Forscher entdeckten, dass ein Virus – das Humane-Immundefizienz-Virus, kurz HI-Virus oder HIV genannt – eine Zelle des Immunsystems ausschaltet, die sogenannte T-Helferzelle (T steht für Thymus, da diese Zellen im Thymus reifen). Wird diese T-Helferzelle zerstört, und das passiert bei einer fortschreitenden HIV-Infektion, sind wir Infektionen und Krebs hilflos ausgeliefert. Mittlerweile gibt es sehr gute Therapien, die das Virus unter Kontrolle halten, sodass HIV-Infizierte mit einer normalen Lebenserwartung rechnen dürfen.

Von den so wichtigen T-Helferzellen gibt es – je nach Zytokinen, die sie ausschütten – zwei Sorten: Th1-Zellen, deren Ritter für Abwehrzellen sorgen, die vor allem für den Nahkampf zuständig sind (zelluläre Immunität), und Th2-Zellen, deren Metier die Unterstützung der Antikörper-Produktion ist (humorale Immunität). Die Ritter der Th2-Zellen sorgen für das Abfeuern von Pfeilen, um bei dem mittelalterlichen Vergleich zu bleiben.

Wird die Immunabwehr zum Kampf gerufen, führen ihre Gefechte zu Entzündungen durch Th1-Zellen und lösen die Produktion von Kortisol aus. Sein Job-Profil: als körpereigener Entzündungsstiller die Th1-Aktivität zu beruhigen, wodurch im Verhältnis die Th2-Komponente ansteigt. Was bei der normalen Immunabwehr richtig und wichtig ist, kann bei chronisch gestressten Menschen aus dem Ruder geraten. Das erhöhte Kortisol greift die zelluläre Th1-Reaktion dauerhaft an und schraubt die Fähigkeit des Organismus, von Viren befallene Zellen oder Tumorzellen zu bekämpfen, runter. Das Gleichgewicht des Immunsystems ist gestört, die Th2-Aktivität nimmt überhand, es werden dauerhaft Massen an Antikörpern gebildet. Das Ergebnis: Ein höheres Risiko für Infektionen, Krebs und Autoimmunerkrankungen wie Allergien, Multiple Sklerose und Rheuma.

Die Effekte einer gestörten Th1/Th2-Balance zeigen sich bereits drastisch und rasant bei Alltagssituationen. Milder Prüfungsstress senkt Interleukin-1 und verzögert die Wundheilung von acht auf elf Tage, also um satte vierzig Prozent.

Ehelicher Zwist kann die Wundheilung noch stärker bremsen. Dies wurde an folgendem Experiment gezeigt: Bei einer Gruppe von Ehepaaren wurde jedem Partner unter Studienbedingungen eine leichte Wunde zugeführt. Dann wurden sie angehalten, über positive Dinge und was sie gerne an sich ändern möchten, zu sprechen. Die Partner bekamen die Aufgabe, abwechselnd unterstützend zu agieren und Hilfsangebote zu unterbreiten. Bei der anderen Gruppe wurde nach dem Zufügen der Wunde ein Streit angezettelt. Die Probanden oder vielmehr deren Wundmale standen vierundzwanzig Stunden im Krankenhaus unter Beobachtung. Nach zwei Monaten wurde dasselbe noch mal untersucht, diesmal aber wurden die Szenarien getauscht. Die erste Gruppe hatte Ehestreit, die zweite pflegte konstruktive Gedanken und Unterstützung. Das Ergebnis: Bei feindselig agierenden Szenarien heilten Wunden um sechzig Prozent langsamer. Dies ging mit einer geringeren Th1-Aktivität einher, also einer durch Kortisol unterdrückten Entzündungsreaktion.

Sie sehen: Menschen zeigen unter Belastung – selbst wenn sie alltäglich oder auf einen kurzen Zeitraum beschränkt ist – eine deutlich verzögerte Wundheilung. Stellen Sie sich vor, wie das bei Menschen sein muss, die einen echten Rosenkrieg führen, die vor einer schweren Operation stehen und die ständig wie unter Strom agieren.

Der Psychoneuroimmunologe Sheldon Cohen von der Carnegie Mellon University in Pittsburg, USA, hat bahnbrechende Untersuchungen zur Rolle von chronischem Stress auf Erkältungen durchgeführt. In einer Studie, die heute als Meilenstein der Stressforschung gilt, ließ er 394 gesunde Probanden ausführlich über ihre Gefühle, krisenhafte Ereignisse und Lebenssituationen im vergangenen Jahr befragen – Scheidung, Tod eines Familienmitglieds, Pflege eines Angehörigen, Zerwürfnisse mit Arbeitskollegen und dem Chef. Dann träufelten ihnen seine Mitarbeiter Schnupfenviren in die Nase. Die kommenden fünf Tage standen die Versuchspersonen in Einzelzimmern im Hotel unter Quarantäne. Das Ergebnis: Von den besonders Gestressten entwickelten siebenundvierzig Prozent Erkältungen, hingegen nur siebenundzwanzig Prozent der entspannten Probanden.

Sheldon Cohen konnte mit Kollegen auch zeigen, warum chronischer psychischer Stress Gift für den Körper ist: Die Entzündungsreaktion gerät durch andauernde psychische Belastung aus den Fugen. Die US-Forscher hatten dazu für zwei Versuchsreihen Freiwillige rekrutiert, dann mit einigen Tests abgeklärt, dass sie gesund waren, und schließlich per Fragebögen ermittelt, ob die Kandidatinnen zuletzt andauernden psychischen Belastungen ausgesetzt gewesen waren. Zudem ermittelten die Wissenschaftler verschiedene Parameter, die Aufschluss über entzündliche Reaktionsprozesse im Körper geben – etwa den Kortisolwert im Blut und den Grad der Sensitivität, mit der der Organismus auf dieses Hormon reagiert. Zudem testeten sie das Immunsystem der Freiwilligen handfest, indem sie versuchten, sie über ein virenversetztes Nasenspray mit harmlosem Schnupfen zu infizieren.

Zunächst bestätigte sich, dass bei zuletzt chronisch gestressten Kandidaten das Immunsystem tatsächlich beeinträchtigt war. Zwar hatten sie nicht generell erhöhte Werte des Stresshormons Kortisol und der Körper bildete das Hormon auch durchaus noch als Reaktion, wenn etwa Viren den Körper zu infizieren versuchten, allerdings reagierte das Immunsystem der Betroffenen auf erhöhte Kortisolwerte deutlich weniger stark. Stress senkte also die Wirksamkeit des immunregulatorischen Stresshormons, offenbar weil sich ein Gewöhnungseffekt eingestellt hatte.

Das bleibt nicht folgenlos: Die gestressten, weniger kortisolsensitiven Probanden konnten Viren deutlich weniger gut bekämpfen und bekamen nach den Infektionsversuchen dementsprechend häufiger Schnupfen als die anderen Probandinnen. Die biochemisch-immunologische Detailanalyse ergab, dass das Immunsystem von Probanden mit erhöhter Kortisolresistenz Entzündungsreaktionen nicht mehr gut kontrollierte.

Die Untersuchungen haben auch ergeben, dass bei gestressten Menschen deutlich länger Zytokine ausgeschüttet werden, die lokale Entzündungen der Gewebe fördern. Bei schwereren Erkrankungen als Schnupfen dürfte dieser Ausfall auf Dauer gravierende Folgen haben: Die chronisch verstärkten Entzündungsreaktionen leisten Autoimmunreaktionen wie Asthma Vorschub. Die Schnupfenstudie ist demnach ein Modell für die Wirkung von Stress im Hinblick auf viele weitere Krankheiten.

Wie Sie gesehen haben, kann unser limbisches System und allen voran die Amygdala in Kooperation mit dem Hypothalamus über die beiden Stressachsen eine Veränderung der Immunabwehr bewirken. Es verschieben sich die Zytokine und die Th1/Th2-Balance verändert sich. Über eine Schwächung der zellulären Immunantwort, eine überschießende humorale Immunreaktion und über Entzündungen greift die stressbelastete Psyche unseren Körper an.

Eine der wichtigsten Studien über den Einfluss psychischer Belastungen auf körperliche Erkrankungen ist unter dem Namen *ACE-Studie* bekannt. ACE steht dabei für *Adverse Childhood Experience*, also schädliche Kindheitserfahrungen. Negative Erfahrungen in der Kindheit bis hin zum schweren Missbrauch wurden mit Werten versehen. Dann wurde der Zusammenhang zwischen der Höhe des Wertes und der Gesundheit im Langzeitverlauf beobachtet. Die Studie nahm ihren Ursprung im kalifornischen San Diego und wurde von den Centers for Disease Control and Prevention an rund 17.000 Menschen über einen Zeitraum von fünfundzwanzig Jahren durchgeführt.

Die ACE-Studie belegt, dass vorhandene Kindheitstraumata sich deutlich auf die spätere Gesundheit im Erwachsenenalter auswirken. Zu den negativen Gesundheitsfolgen gehören ein erhöhtes Risiko für Suchterkrankungen, Leber-, Herz- und Lungenerkrankungen, Depression, Totgeburten, verschiedene Krebsarten, Knochenbrüche und Essstörungen. Stress und Traumata in der Kindheit wirken sich wie eine massive Last auf das weitere Leben aus. Die Folgen für die Gesundheit von Psyche und Körper zeigen einen eklatanten Zusammenhang: Je mehr und je schwerer die Stresserfahrungen sind, umso dramatischer wird die Gesundheit beeinträchtigt. Wenn sechs oder mehr Traumatisierungen in der Kindheit vorliegen, verringert sich die Lebenserwartung sogar um zwanzig Jahre.

Nach all diesen Ergebnissen wird es Sie nicht überraschen, dass Stress als Killer Nummer eins gilt und weit mehr als nur psychisches Unwohlsein auslöst. Er ist der Schlüsselfaktor für eine Vielzahl chronischer Erkrankungen. Nach Schätzungen von Experten, auf die sich die US-amerikanische Congressional Prevention Coalition in ihrem Anti-Stressprogramm bezieht, werden rund neunzig Prozent (!) aller Erkrankungen durch Stress verursacht oder in ihrer Ausprägung verstärkt. Auch das Center for Disease Control (CDC) kommt zu einem ähnlichen Ergebnis, nämlich dass bei fünfundsiebzig Prozent aller Arztbesuche stressbedingte Erkrankungen dahinterstecken.

Die Wissenschaft gesunder Gedanken

DIE MACHT VON ENTSPANNUNG UND MEDITATION

Stress und eine verletzte Psyche haben über das Immunsystem und deren Zytokine negative Auswirkungen auf unsere körperliche Gesundheit. Das limbische System kann, ähnlich wie bei einem Überfall durch Bakterien oder Viren, Entzündungen hervorrufen. Während sich aber unser Körper nach einer überstandenen Infektion rasch erholt und das Immunsystem in sein ursprüngliches Gleichgewicht zurückfindet, ist das bei einer dauerhaften psychischen Last anders. Entzündung und Th1/Th2-Ungleichgewicht des Immunsystems werden zum dauerhaften Begleiter und fördern die Entstehung einer Vielzahl von Erkrankungen. Dazu gehören unter anderem Allergien, Asthma, Autoimmunerkrankungen, Infektionsneigung, Krebs, Migräne, Rückenprobleme bis hin zur Osteoporose.

Entspannung und Stressmanagement helfen dabei, uns gegen die negativen Einflüsse abzuschirmen. Im Prinzip wirkt Entspannung wie ein Regenschirm, der uns den Stress, der auf uns einprasselt, vom Leibe hält. Da das bereits bekannt ist, möchte ich mit Ihnen eine wesentlich kühnere und brisantere Frage diskutieren. Nämlich ob Entspannung nicht nur als Prävention dienlich ist, sondern sogar wie ein natürliches Heilmittel wirken kann. Oder anders formuliert: Wenn Stress uns krank macht, kann Entspannung uns dann wieder gesunden lassen?

Was für die Stressreaktion der Sympathikus ist, ist für die Entspannung der Parasympathikus. Dieser Teil des vegetativen Systems hat Zentren im Hirnstamm und im Kreuzbereich des Rückenmarks. Rund drei Viertel der Parasympathikus-Aktivität übernimmt der zehnte Hirnnerv, auch Nervus vagus genannt. Dieser Entspannungsnerv macht seinem lateinischen Namen alle Ehre und vagabundiert vom Hirnstamm über den Hals in den Körper, durchzieht Herz, Bronchien, Verdauungstrakt und Harnleiter. Sein Job: für Entspannung, Erholung und Regeneration zu sorgen. Der Körper und seine Organe kommen zur Ruhe – lediglich Magen und Darm werden aktiv, wenn der Parasympathikus dominiert. Kennen Sie dieses angenehme Glucksen in der Körpermitte? Wenn wir entspannen, können wir nicht nur die psychischen Eindrücke des Alltags, sondern auch die physische Nahrung unserer Mahlzeiten verdauen.

Ich kann mich noch gut an den Biologieunterricht erinnern, als ein Klassenkollege mal nach diesem Nerventeil gefragt worden ist. Es gibt »Sympathikus und ...«, versuchte die Lehrerin mit gespitzten Lippen zu helfen. Seine Antwort – halb verzweifelt und halb mit Schelm im Nacken: »Unsympathikus!« Wie Sie jetzt wissen, war seine Antwort in doppelter Hinsicht falsch. Denn was der Parasympathikus mit uns anstellt, macht ihn eigentlich höchst sympathisch.

Sympathikus und Parasympathikus sind die beiden wichtigsten Regler der bereits erwähnten glatten Muskeln. Chronischer Stress lässt diese Muskulatur im wahrsten Sinne des Wortes »unter Spannung stehen«. Tiefe Entspannung dagegen führt dazu, dass die Muskeln ihren Griff um die Organe lockern. Das Problem: Im Gegensatz zur Skelettmuskulatur, bei der das Entspannen eines Muskels sofort Wirkung zeigt, geht das bei der glatten Muskulatur nur sehr langsam vonstatten. Daher reicht es für eine tiefgreifende Lockerung dieses Muskelsystems nicht aus, »kurz mal die Füße hochzulegen«. Mit echter Entspannung, die durch Mark und Bein geht und sowohl den Körper als auch den Geist erfasst, lässt sich der Blutdruck senken sowie Reizdarm, Asthma und die Vorbeugung einer Migräne-Attacke bessern.

Entspannungsübungen aktivieren den Parasympathikus. Dies gilt auch für die progressive Muskelentspannung (PME), eine der bekanntesten Entspannungstechniken überhaupt. Muskeln anspannen, normal weiteratmen und dann entspannen – diese Methode geht mit Abweichungen und Weiterentwicklungen auf das Konzept des US-amerikanischen Arztes und Forschers Edmund Jacobson im Jahr 1934 zurück. Er stellte fest, dass Spannung und Anstrengung immer mit einer Verkürzung der Muskelfasern einhergehen und erkannte die Entspannung als das genaue Gegenteil dieser Erregungszustände. Jacobson fand heraus, dass sich auch unser Nervensystem beruhigt, wenn wir die Muskelspannung herabsetzen. Seine These: Entspannung eignet sich zur Prävention und als generelles Heilmittel für psychosomatische Störungen.

Der Psychotherapeut Klaus Grawe, der Meilensteine in der Erforschung psychologischer Strategien setzte, hat mit Kollegen Studien zur PME unter die Lupe genommen. Gerade bei Ängsten ist die PME eine sehr einfache, aber wirkungsvolle Erfolgsstrategie, so das Ergebnis dieser Untersuchungen.

Der Mediziner Anthony Jorm von der University of Melbourne in Australien hat im Jahr 2004 mehr als sechzig Studien untersucht. Die Schlussfolgerung: PME ist genauso effektiv wie angstlösende Medikamente oder psychologische Hilfe bei Panikstörungen, bei generalisierter Angststörung und Zahnarztphobie.

In ihrer Studie, die im Jahr 2017 im Fachmagazin *Frontiers in Immunology* veröffentlicht worden ist, hat die Molekulargenetikerin Ivana Buric gemeinsam mit Forscherkollegen untersucht, wie sich Entzündungsgene unter Einfluss von Entspannungsverfahren verhalten. Fazit: Auf molekularem Level bewirken sie den exakt entgegengesetzten Effekt von chronischem Stress.

Der US-amerikanische Kardiologe Herbert Benson war in den Siebzigerjahren des letzten Jahrhunderts auf einer ähnlichen Fährte wie einst Jacobson. Auch er hat das exakte Gegenteil einer Stressreaktion beschrieben und ebenso eine Methode entwickelt: die sogenannte *Entspannungsreaktion* (Englisch *Relaxation Response*). Im Gegensatz zur PME war die Entspannungsreaktion allerdings als mentale Technik, nämlich als eine Form der Meditation, ausgelegt.

Meditation und das als Harvard-Wissenschaftler in den Siebzigerjahren – Sie können sich vielleicht vorstellen, dass er sich auf dieser Elite-Uni vielleicht wie ein Sonderling gefühlt hat. Doch es braucht mutige Pioniere und er war einer der Ersten, der sich mit der Wirkung von Meditation beschäftigt und spirituelle Aspekte in die Medizin integriert hat. Da, wo er geforscht hat, lehrte einige Jahrzehnte vorher der Mitbegründer der modernen Psychologie, William James – ebenso ein Pionier, der für seine exzentrischen Thesen bekannt war.

Aus dem Studium von Meditationspraktiken hat Benson zwei wichtige Voraussetzungen für tiefe Entspannung von Körper und Geist identifiziert:
- eine Art mentaler Stütze (zum Beispiel ein Laut, ein Wort, eine Phrase, ein Gebet, wiederholt ruhig und laut gesprochen, oder auch die Konzentration und das Anstarren eines Objekts) und
- eine Art passiver Grundeinstellung. Also eine Haltung, die sich nicht sorgt, wie gut die Entspannung ge-

lingt, sondern die alle störenden Gedanken einfach beiseitestellt.

Sie sehen, die Entspannungsreaktion liefert eine wissenschaftliche Grundlage für manche spirituellen Praktiken: Rosenkranz beten, Mantra wiederholen, ein Mandala mit dem Blick fixieren. Bensons Meditation leitet sich übrigens aus der Transzendentalen Meditation (TM) ab, die damals populär war und die uns etwas später noch weiter beschäftigen wird. Wenn Sie nach Benson meditieren wollen, geht das ganz einfach:

Wiederholen Sie beim Ausatmen einfach immer wieder ein fiktives und bedeutungsloses Wort und das für bis zu zwanzig Minuten. Vorteilhaft ist eine bequeme Körperhaltung – das kann im Liegen, Sitzen, Stehen, Gehen oder sogar Laufen sein – und am Anfang auch eine ruhige Umgebung. Wenn Sie geübt sind, sollte Ihnen auch der Lärm Ihrer Umgebung nichts anhaben können, um in die Entspannung zu finden.

Für Benson war klar: Die Entspannungsreaktion kehrt die Stressreaktion wieder ins Positive und kann Heilungsprozesse in Gang setzen. Ein paar Kilometer entfernt hat unabhängig von ihm ein anderer Wissenschaftler die Meditation zum Studienobjekt auserkoren: Der Molekularbiologe und Mediziner Jon Kabbat-Zinn. Er hat das Phänomen der Achtsamkeit von seinen Asienreisen mitgebracht. Stellen Sie sich Folgendes vor: Ein junger Mann wächst wohlbehütet auf, hat und kriegt alles, was er will – Nahrung im Überfluss, Unterhaltung ohne Ende, vom Elend dieser Welt kriegt er nichts mit. Viele wachsen in unserer westlichen Welt so auf.

Von Hausmannskost bis vegan, von Computerspielen bis zu Netflix, alles steht rund um die Uhr zur Verfügung. Krankheit und Tod finden sauber weggesperrt in Krankenhäusern und Pflegeheimen statt. Betteleien werden aus den Städten verbannt. Armut ist gut versteckt und unsichtbar.

Macht uns diese Lebensweise im goldenen Käfig wirklich glücklich? Bei diesem jungen Mann, so die Erzählung, war dies jedenfalls nicht der Fall. Er hat sich aus dem Palast geschlichen und war schockiert von Alter, Krankheit und Sterben in den nahe gelegenen Dörfern. Eines Tages verließ er Haus und Hof ganz, um sich auf die Suche nach der Überwindung des Leides zu machen. Sie haben es vermutlich schon erraten: Die Geschichte handelt von Siddharta Gautama, kurz: Buddha.

Buddha soll nach dem Luxusleben im Palast die Askese als völligen Gegensatz gewählt haben. Bis auf die Knochen abgemagert, war er trotz geistiger und körperlicher Abhärtung um keinen Deut glücklicher. Er probierte viel aus, bis er meditierend unter einem Feigenbaum die Erleuchtung und damit die Erlösung vom Leid fand.

Unabhängig davon, ob die Erzählung in dieser Form wirklich für bare Münze zu nehmen ist – die Historikerinnen streiten sogar über die geschichtliche Echtheit der Person Buddhas –, ist mit dem Buddhismus eine neue Psychologie des Geistes, eine erste hochentwickelte Form der Psychotherapie aufgetaucht. Zum achtfachen Pfad, der uns vom Leid befreien soll, gehört als zentrales Element die Achtsamkeitspraxis.

Jon Kabbat-Zinn war einer der Ersten, der diese Idee in die USA gebracht hat. *Achtsamkeit*, auf Englisch *Mindfulness*, ist dabei das Gewahrsein, das entsteht, wenn wir unsere Aufmerksamkeit auf eine bestimmte Weise ausrichten: absichtslos, nicht wertend, auf den Moment gerichtet. Die innere Haltung, mit der wir der Gegenwart begegnen, ist von Offenheit, Akzeptanz und Neugierde getragen. Kabbat-Zinn hat ein eigenes Achtsamkeitstraining entworfen, die

Mindfulness-based stress reduction (MBSR), um diese Art der Aufmerksamkeit über acht Wochen zu trainieren. Eine klassische Übung aus dem Programm ist es, eine Rosine zu nehmen und Eigenschaften dieser Rosine zu finden, ohne zu bewerten oder etwas verändern zu wollen.

Hundert Jahre zuvor hat der amerikanische Romantiker Henry David Thoreau sich in eine selbstgebastelte Holzhütte an einem See im Wald zurückgezogen. Der Schriftsteller hat sich über zwei Jahre dem offenen und wertfreien Beobachten gewidmet und darüber Tagebuch geführt. Sein Roman *Walden* aus dem Jahr 1854 gibt Zeugnis dieses faszinierenden Rückzugs. Ohne den Begriff »Achtsamkeit« zu kennen, hat er bereits erlebt, was über Jon Kabbat-Zinn zum Trend in der heutigen Psychologie und Selbsthilfe geworden ist.

Henry David Thoreau war übrigens neben dem US-amerikanischen Dichter Walt Whitman auch Inspiration für den Film *Der Club der toten Dichter* aus dem Jahr 1989. Darin ermuntert der Englischlehrer John Keating, gespielt von Robin Williams, seine Schüler des streng-konservativen Welton-Academy-Internats zu freiem Denken und selbstständigem Handeln. Das Zitat »carpe diem« des römischen Dichters Horaz, was mit »Nütze den Tag« übersetzt werden kann, erlangte mit dem Film Berühmtheit und ziert ungebrochen auch heute noch unzählige Facebook-Profile. Achtsamkeit und eine »carpe diem«-Haltung gehen Hand in Hand. Denn fehlende Achtsamkeit lässt den Augenblick verstreichen und wir bekommen das Gefühl, das Leben würde wie im Zeitraffer vorbeirauschen.

Das MBSR-Programm nach Kabat-Zinn umfasst acht wöchentliche Kurseinheiten à 2,5 Stunden und regelmäßiges Achtsamkeitstraining daheim. Dank des standardisierten Protokolls wurde der Wissenschaft Tür und Tor geöffnet, die Achtsamkeit auch objektiv zu erforschen. Die Ergebnisse der mittlerweile zahlreichen Studien sind beachtlich. Als wissenschaftlich gesichert gilt mittlerweile, dass Achtsamkeit dabei hilft, Ängste, Depressionen, Stress, Schmerzen und Süchte zu lindern oder sogar ganz loszuwerden. Zu Herz-Kreislauf-Erkrankungen, Immunfunktionen und zur Demenz-Prävention gibt es interessante Hinweise auf die Wirkung von Achtsamkeit – hier sind weitere Untersuchungen nötig.

Achtsamkeit beeinflusst drei Mechanismen: Aufmerksamkeitsregulation, Emotionsregulation und Selbstgewahrsein – also Aspekte der Selbstregulation. Im Gehirn verbessert regelmäßiges Achtsamkeitstraining die Zusammenarbeit zwischen Stirnhirn und Amygdala, was die bewusste Stresskontrolle erleichtert. Außerdem wird das Stirnhirn gestärkt, wodurch Aufmerksamkeit und Impulse besser gesteuert werden können. Auch die Insula wird gestärkt, wo wie bereits erwähnt Körperempfindungen wie Schmerz vermittelt werden.

Die moderne Hirnforschung bestätigt also die jahrtausend alte Praxis, die sich in ähnlicher Variante nicht nur im Buddhismus, sondern in allen Weltreligionen findet. Mit dieser Form des mentalen Trainings verändern wir strukturell wie funktionell unser Gehirn. Idealerweise erzielen wir auch einen neuen Blick auf Dinge, denn wenn wir etwas beobachten und beschreiben, ohne es zu bewerten, gelangt unser Gehirn ganz nebenbei in einen Zustimmungsmodus.

Sie können Achtsamkeit üben, indem Sie immer wieder bewusst Ihren Körper spüren. Wie fühlen sich die Füße an, die Knie, das Gesäß, der Rücken oder der Kopf? Sie können auch ein Glas Wasser oder Tee bewusst trinken. Wie schwer ist das Gefäß? Welche Temperatur hat das Getränk? Wie wandert es über den Mund in den Körper? Oder Sie werden zum achtsamen Beobachter Ihrer Umwelt, schauen sich die Menschen im Kaffeehaus genauer an, einen Baum oder die Wolken. Wichtig: Machen Sie das immer, ohne zu bewerten oder etwas verändern zu wollen.

Ich verspreche Ihnen: Solche Übungen machen etwas mit Ihnen. Sie werden ruhiger und gelassener. Vielleicht ist es mir schon gelungen, Ihnen Appetit auf echte Entspannung zu machen, die, wie Sie sehen, rein gar nichts mit Chips und Sofa zu tun hat. Wenn Sie es jetzt schon gar nicht mehr erwarten können, mit der Entspannungsreaktion oder dem Achtsamkeitstraining zu beginnen, habe ich noch einen Bonus für Sie: Aller guten Dinge sind bekanntlich drei, es gibt nämlich einen weiteren Ansatz, der laut Stand der Forschung ebenfalls mit erstaunlichen Wirkungen brilliert. Der Name dieser Meditationstechnik wie auch das Tamtam, das um diese Methode gemacht wird, vermittelt allerdings leider einen etwas unseriösen Touch. Das ist sicher ein Grund, warum diese Form der Meditation aus der Mode gekommen ist, während die mit wissenschaftlichem Antlitz stark beworbenen Achtsamkeitskurse in den letzten Jahren explodiert sind. Doch wenn wir über diverse kosmetische Probleme hinwegsehen und uns den nackten Fakten widmen, dann ist diese Meditation wissenschaftlich erwiesenermaßen eine Methode, an der wir in einem Buch über die Bedeutung der Gedanken für unsere Gesundheit nicht vorbeikommen. Es geht um *Transzendentale Meditation*, kurz TM, ich habe sie bereits kurz erwähnt. Sie funktioniert so: Man setzt sich zweimal pro Tag zwanzig Minuten hin und wiederholt als mentales Bild ununterbrochen ein Mantra aus der altindischen Gelehrtensprache Sanskrit. Dieses Mantra ist zweisilbig, ein einfaches »Ohm« reicht also nicht und wird auch immer wieder gegen ein neues Wort ausgetauscht.

Die TM wurde im Jahr 1957 vom indischen Guru Maharishi Mahesh Yogi als geistige Erneuerungsbewegung ins Leben gerufen. Er scharte rasch viele Anhänger um sich, weshalb dieser Meditation ein gewisses Sekten-Image anhaftet. Angelehnt ans traditionelle Yoga, erschuf Maharishi eine Meditationstechnik, die rasant verschiedene Zielgruppen mit Promi-Faktor begeisterte: Die Beatles, die Rolling

Stones sowie Hollywoodstars wie Shirley MacLaine und Mia Farrow gehörten zu den prominenten Fans. Dadurch erhielt die TM weltweite Aufmerksamkeit und – worüber ich mich besonders freue – Forschungsgelder für umfangreiche Untersuchungen.

Die TM ist eine geschützte Marke und der genaue Ablauf dieser an sich einfachen Meditationsform wird nur an jene verraten, die einen der nicht ganz billigen Kurse besuchen. Es gibt eine Ähnlichkeit zur Benson-Meditation, aber der Teufel dürfte im Detail stecken. Denn tatsächlich ist die wissenschaftliche Faktenlage für die TM besonders günstig, wie Sie gleich an Beispielen sehen werden. Vermutlich ist es wichtig, dass das Wort, auf das die Meditierenden sich fokussieren, keinen Sinn ergibt. Es soll ein Fantasiewort sein oder aus einer exotischen Sprache stammen. Das hilft dabei, andere Gedanken und Empfindungen auszublenden. Als Wissenschaftler muss ich dem Fokus auf Mantras meinen Tribut zollen, denn die Studienresultate können sich sehen lassen.

Leiden Sie unter Ängsten? Dann sind diese Meditationstechniken eine Überlegung wert. In einer Meta-Analyse – so nennen Wissenschaftlerinnen die gemeinsame Analyse vieler Studien – wurden 146 unabhängige wissenschaftliche Ergebnisse von Techniken verglichen, bei denen es um Ängstlichkeit ging. Von der ehrgeizigen Studentin über Kriminelle und Drogensüchtige bis zu betagten Menschen – es wurden viele Gruppen erfasst. Die untersuchten Techniken waren unter anderem die Technik der TM, Entspannungstechniken, Achtsamkeit und Biofeedback-Methoden. Die Studie kam zu dem Ergebnis, dass das Programm der TM bei der Abnahme von Ängstlichkeit hochwirksam ist. Die Effektstärke, das statistische Ausmaß der Wirkung, war mehr als doppelt so groß wie bei den anderen Behandlungen. Allerdings ist die Analyse etwas älter und gerade zur Achtsamkeit trudelte in den letzten Jahren eine Vielzahl an Studienergebnissen herein. Den ultimativen Beweis für die Überlegenheit der TM gegenüber Achtsamkeit kann nur eine direkte Vergleichsstudie liefern – diese steht aus.

Auch für ältere Menschen, die innerlich jung bleiben wollen, ist TM eine gute Wahl. Eine randomisierte kontrollierte Studie mit Senioren (Durchschnittsalter einundachtzig Jahre) ergab: Personen, die Transzendentale Meditation drei Monate lang praktiziert hatten, fühlten sich weniger alt als Senioren, die Aufmerksamkeits- und Entspannungstechniken praktiziert hatten. Durch TM verbesserten sich außerdem kognitive Fähigkeiten, die Senioren zeigten einen niedrigeren systolischen Blutdruck und eine höhere Überlebensrate als die Vergleichsgruppen.

Sie wollen dem Bluthochdruck ein Schnippchen schlagen und länger leben? Auch das ist mit TM möglich. TM-Praxis reduziert den Blutdruck wirksamer als Kontrollgruppen mit gesundheitlicher Weiterbildung, Achtsamkeitsmeditation, Entspannungsübungen oder konventioneller Fürsorge. Eine Studie verfolgte die Sterblichkeitsraten des National Death Index für 202 Personen über durchschnittlich 7,6 Jahre. Über den gesamten Verlauf der Studie hatte die TM-Gruppe eine 23-prozentige Abnahme der Sterblichkeitsrate (alle Ursachen), eine 30-prozentige Abnahme aufgrund von kardiovaskulären Erkrankungen und eine 49-prozentige Abnahme der Sterblichkeit aufgrund von Krebs im Vergleich zu den Kontrollgruppen. Krebs und Herz-Kreislauf-Erkrankungen, die beiden Haupttodesursachen, lassen sich durch die monoton ablaufende TM also deutlich vermindern.

Was macht also den Erfolg dieser Meditationstechnik aus, die auf Mantren beruht? Im Buch *Das Prinzip der Mühelosigkeit* haben die Kommunikationsexpertin Pamela Obermaier und ich beschrieben, dass der Ruhemodus des Gehirns zu den vier Grundzuständen des Gehirns für herausragende Ergebnisse gehört. Genau diesen Ruhemodus aktivieren Sie mit Meditationen und sorgen so für ein wohliges Schaumbad für Ihren Geist. Mit Worten aus dem Sanskrit, also Vokabeln, die exotisch klingen, aber mit keinen speziellen Assoziationen verbunden werden, dürfte es besonders leicht sein, andere Gedanken auszublenden. Dieser hohe Grad an Mühelosigkeit in der Anwendung könnte die besonders vorteilhafte Wirkung der TM erklären.

Buddhistische Mönche praktizieren Meditationstechniken der Achtsamkeit wie auch der Konzentration. Ein indischer Abt mit mehr als 10.000 Stunden Mediationserfahrung wurde im Labor des US-Neurowissenschaftlers Richard Davidson untersucht. Dabei galt das Hauptaugenmerk seinem Gehirn. Ist bei einem Menschen, der so lange so viel meditiert, im Kopf etwas anders? In der Tat zeigte sich etwas Erstaunliches: Die Aktivität in seinem linken Stirnhirn war viel höher als bei Nicht-Buddhisten, die der Forscher zum Vergleich testete. Richard Davidson forschte weiter und es gelang ihm ein unglaublicher Coup: Er konnte den Dalai Lama davon überzeugen, ihn für wissenschaftliche Zwecke acht Mönche an die Universität Wisconsin in Madison, USA, zu schicken. Der Hirnforscher platzierte bei jedem von ihnen 256 Elektroden über den gesamten Schädel verteilt, um ihre Hirnströme genau zu messen. Er wies die Meditationsprofis an, sich in die Meditation des vorbehaltlosen Mitgefühls zu begeben. Eine Gruppe Meditationsunerfahrener stellte die Vergleichsgruppe dar.

Was dann passierte, war eine wissenschaftliche Sensation. Bei den Mönchen zeigte sich eine Form von Hirnaktivität, die ansonsten nur ganz selten und schwach feststellbar ist: die *Gamma-Aktivität*. Es handelt sich um schnelle Hirnströme hoher Frequenz, die lange Zeit völlig unbemerkt blieben, weil sie normalerweise nur sehr schwach ausgeprägt sind. Wir wissen noch nicht viel über diese Gamma-Wellen. Sie stehen aber in Verbindung mit Aufmerksamkeit, Bewusstheit und Wachheit – und vermutlich auch mit einer

Synchronisierung verschiedener Hirnbereiche. Diese Hirnströme könnten also erklären, warum Meditation als ein Weg zum Erwachen und zur Erleuchtung beschrieben wird. Man wird klar im Kopf und empfindet alles harmonisch als Einheit.

Meditation verändert Struktur und Funktion des Gehirns. Für Richard Davidson ist es ausgemachte Sache: »Glück ist eine Fertigkeit, die sich erlernen lässt wie eine Sportart oder das Spielen eines Musikinstruments.« Als Hirnforscher lieben wir buddhistische Mönche, weil sie uns neue spannende Einblicke in unser Gehirn und seine Veränderbarkeit geben.

Eine relativ moderne Meditationsform, die sehr stark ins Entspannungstraining geht, möchte ich Ihnen nicht vorenthalten: die *Vagus-Meditation*. Der Nervus vagus als Entspannungsnerv ist uns oben schon begegnet. Rund zwanzig Prozent des Nervus vagus ziehen vom Hirnstamm in den Körper, während achtzig Prozent der Nerven Signale vom Körper ins Gehirn schicken. Der Nervus vagus ist also ebenso wie beispielsweise die Insula eine Art Kommunikator zwischen Körper und Gehirn. Wenn wir ihn stimulieren, erzeugen wir Entspannung für Körper und Geist. Eine Beobachtung, die auf die 1880er-Jahre zurückgeht, also rund hundertvierzig Jahre alt ist. Damals wurde herausgefunden, dass Massagen und Druck der Halsschlagader epileptische Anfälle unterdrücken können. In diesem Bereich liegt der Nervus vagus. Summen, Brummen, Zungenakrobatik und die Pressur der Augen wie auch der Nahblick aktivieren den Nervus vagus. Das ist eine Erklärung für meditative Praktiken, bei denen das berühmte »Om« zum Einsatz kommt oder man die Nasenspitze fixiert. Es erklärt, warum man bei manchen Yogaübungen die Zungenspitze gegen den Gaumen drücken soll oder warum wir den Druck mit dem Handballen auf die geschlossenen Augenlider mögen. Es zeigt uns auch, warum tiefe Bauchatmung entspannend wirkt. Bei der Vagus-Meditation nach Gerd Schnack, Facharzt für Chirurgie, Unfallchirurgie und Sportmedizin, dürfen Sie getrost all diese Übungen einsetzen, um Ihre Gedanken auf eine spaßige und aktive Art zur Ruhe zu bringen.

Auch durch Klang und Musik lässt sich der Vagus-Nerv aktivieren. Drei Beispiele möchte ich Ihnen dazu vorstellen. Das Didgeridoo ist ein Holzblasinstrument und eine Erfindung der australischen Aborigines. Die Töne weisen eine sehr tiefe Frequenz von 55 bis 80 Hz auf. Es gibt tatsächlich eine Studie aus North Carolina in den USA, die überprüft hat, ob eine Meditation mit Didgeridoo-Tönen bei gestressten Studierenden an der hiesigen Universität hilft. Es wurden Absolventinnen ausgewählt, die noch nicht oder nur in geringem Umfang meditierten, und auf zwei Gruppen verteilt: dreißig Minuten Didgeridoo-Livemusik mit Fokus auf die Musik und die Vibrationen des Instruments oder dreißig Minuten stille Meditation mit Fokus auf die Atmung im Nachbarzimmer. Bei beiden Gruppen verbesserten sich Stimmung und Entspannung, Stress, Müdigkeit und Energiepegel gingen runter. Der Entspannungseffekt war in der Didgeridoo-Gruppe sogar größer. Für Meditationsanfänger ist es sicher zu Beginn leichter, Livemusik zu lauschen, als sich auf das Atmen zu fokussieren. Möglicherweise haben die tiefen Töne aber auch eine ganz besonders entspannende Wirkung, denn in diesem Tonbereich lässt sich der Nervus vagus sehr gut aktivieren.

Es geht musikalisch weiter mit der Frage: Lassen sich Rückenbeschwerden durch Klangschalen lindern? Dieser Frage ging eine Forschergruppe rund um den Orthopäden Florian Wepner am Orthopädischen Spital Speising in Wien im Jahr 2008 nach. Vierundfünfzig Patientinnen mit chronischen, unspezifischen Wirbelsäulenschmerzen bekamen entweder sechs Klangschalenbehandlungen, sechs entspannende Scheinbehandlungen oder gar keine Behandlung. Und in der Tat: Der Schmerz wurde nicht nur bei den Sessions mit den Klangschalen weniger, sondern auch bei Patientinnen, die allgemeine Entspannung genießen durften. Als Zeichen für Entspannung ging bei beiden Gruppen auch der Puls runter. Fazit: Klangschalen sind wirksam gegen Stress, eine spezifische heilende Wirkung konnte jedoch nicht gezeigt werden.

Ein weiteres Instrument, dass dabei helfen kann, einen meditativen Zustand zu erreichen, ist die Trommel. Rhythmische Trommelschläge werden beispielsweise bei schamanischen Ritualen verwendet. Oft verbunden mit Gesang, werden Menschen auf eine Traumreise geschickt, auf der sie sich Krafttiere oder andere Bilder aussuchen. Der Zustand ähnelt dem luziden Träumen, bei dem der Traum bewusst gesteuert werden kann. Auch zu diesen Trommelklängen – meist sind es ein bis acht Schläge pro Sekunde – gibt es wissenschaftliche Einblicke. Hirnstrom-Messungen zeigen mittels EEG, dass das Gehirn in eine Art Dämmermodus oder Schläfrigkeit kommt. In diesem Zustand werden vermehrt Theta-Wellen von 5 bis 8 Hz produziert. Es ist fast so, als würden die Trommelschläge dem Gehirn den Rhythmus vorgeben. Im Speichel lässt sich nach einer schamanischen Traumreise vermehrt Immunglobulin A nachweisen, ein wichtiger Antikörper, der als Abwehrbarriere gegen Krankheitserreger in Körperflüssigkeiten fungiert.

In einer Studie des Kognitionspsychologen Bruno Gingras und Kollegen an der Universität Wien wurde untersucht, ob schamanische Reisen oder Entspannung begleitet von Musik zu einem messbaren Absinken des Stresspegels und zu einer Veränderung des psychischen Befindens führen. Insgesamt neununddreißig Probanden wurden dazu auf vier Gruppen aufgeteilt und miteinander verglichen: Die Versuchspersonen lauschten Meditationsmusik mit oder ohne Entspannungsanleitung oder schamanischen Trommelklängen (bei 4 Hz) mit oder ohne Anleitung einer schamanischen Reise. Die Sessions waren auf fünfzehn Minuten ausgelegt, gemessen wurde das Stresshormon Kortisol im Speichel sowie die Stimmung vorher und nachher mittels Fragebogen. Fünfzehn Minuten schamanischer Trommelrhythmus führten zur deutlichen Senkung des Stresshormons Kortisol im Speichel, genau wie die Meditationsmusik in der Vergleichsgruppe. Monotone Rhythmen und Meditationsmusik wirken entspannend – das zumindest lässt sich sagen.

Im Rahmen der schamanisch-ärztlichen Ambulanz der Gruppe 94 in Wien, einem Zusammenschluss von Arzt, Psychotherapeut und Schamane, wurden die Effekte schamanischer Praxis bei vierzig Krebspatientinnen erhoben. Sämtliche Patientinnen, die nach drei Monaten den Fragebogen ausfüllten, fühlten sich besser, ruhiger und wacher. Bei einunddreißig haben die Interventionen Anstoß zu einem neuen Umgang mit der Krankheit gegeben. Einzelne Fallberichte zeigten auch medizinische Verbesserungen. Eine Aussage über die schamanischen Interventionen auf die Krebsheilung ist allerdings nicht möglich.

Es gab eine weitere Studie zu schamanischen Heilritualen im Bereich der kraniomandibulären Dysfunktion. Unter diesem sperrigen Begriff verbergen sich schmerzhafte Störungen der Kaumuskulatur und des Kiefergelenks. Stress gilt als wesentlicher Faktor bei diesem Krankheitsbild. Dreiundzwanzig Frauen bekamen am Center for Health Research in Portland, US-Bundesstaat Oregon, schamanische Heilrituale, die Kaubeeinträchtigungen und Schmerz verbessern sollten. In dieser kleinen Gruppe verbesserten sich nicht nur die Werte, die Wirkung hielt sogar über den Untersuchungszeitraum von neun Monaten an. Die Ergebnisse sind zwar ein Hinweis auf die Vorzüge schamanischer Interventionen, allerdings fehlte bei dieser kleinen Studie eine Kontrollgruppe.

Progressive Muskelentspannung, Meditation, Zungenakrobatik, tiefe Töne australischer Blasinstrumente, Klangschalen, Trommelfeuer – viele Wege führen nach Rom, wenn es um Entspannung geht. Und die beste Nachricht: Entspannung kann den Schaden, den chronischer Stress anrichtet, nicht nur abfedern, sondern sogar reparieren beziehungsweise aktiv die Gesundheit fördern. Sie beruhigt die Amygdala, lässt Entzündungen ausheilen und aktiviert den Nervus vagus, der bis in die Eingeweide für Entspannung sorgt. Ihr Körper kann sich regenerieren.

Die progressive Muskelentspannung im Speziellen hat sich bei Ängsten und Depression bewährt. Ihr Vorteil liegt auch in der körperlichen Anspannung und Entspannung, die dabei hilft, das Körpergefühl zu steigern und Verspannungen der willkürlichen Muskulatur besser wahrzunehmen und zu lösen. Für viele ist die PME ein guter Einstieg in die Entspannung, weil sie mit »etwas tun« verbunden ist und sich leicht erlernen lässt. Allerdings kommen die klassischen Entspannungsübungen nicht dagegen an, was Meditationen bewirken kann, allen voran die Transzendentale Meditation und die Achtsamkeit. Diese greifen nicht nur in die Entspannung des vegetativen Nervensystems, sondern auch direkt in die Hirnstruktur ein und verändern diese. Sie dürften damit einen noch umfassenderen und nachhaltigeren Schalter für psychische und physische Regeneration darstellen.

WARUM WIR NONNEN LIEBEN

Nonnen zu erforschen hat seinen ganz eigenen Reiz. In den Klostermauern läuft das Leben der Schwestern nach ganz bestimmten Regeln ab: Sie haben einen weitgehend identen Tagesablauf, nehmen dieselbe Nahrung zu sich und die Forschung wird nicht durch Jobwechsel, Familienplanung und

Zigarettenkonsum erschwert. Was wir bei Nonnen an Unterschieden messen, ist weniger durch Lebensstil und mehr durch die Psyche bedingt.

Vielleicht kennen Sie die *Geschichte einer Nonne*, ein amerikanischer Film aus dem Jahr 1959 mit Audrey Hepburn in der Hauptrolle. In dem achtfach für einen Oscar nominierten Drama kommt die belgische Chirurgentochter Gabrielle van der Mal als Schwester Lukas so gar nicht mit den strengen Regeln des klösterlichen Gelübdes klar. Sie wird ständig von Zweifeln an ihrem Glauben und ihrem Lebensweg geplagt. Der Tod ihres Vaters ist dann der letzte Auslöser, um den Orden zu verlassen. Nonnen sind eben auch nur Menschen. Für Wissenschaftler ist es äußerst spannend, die Schwester Lukas unter den Nonnen mit jenen zu vergleichen, die in ihrer Mitte ruhen. In diesem Kapitel werde ich darauf eingehen, welche Rolle Gedanken und Gefühle auf Gesundheit und Lebenserwartung unter diesen kargen und klaren Lebensbedingungen spielen.

An der University of Kentucky in den USA wurde dazu eine Untersuchung an hundertachtzig katholischen Nonnen durchgeführt. Ihre autobiografischen Notizen zum Zeitpunkt des Eintritts in den Notre-Dame-Orden – im Durchschnitt waren sie damals zweiundzwanzig Jahre alt – wurden auf ihre emotionale Stimmung hin analysiert und mit der Lebenserwartung sechs Jahrzehnte später verglichen. Im Detail hat man sich ihre Lebensumstände angesehen, also ob es um ihren Start als Novizen zum Beispiel einen Todesfall gab, wie sie damit umgingen und welche Emotionen sie beschrieben. Diese Beschreibung galt quasi als Indiz für ihr innere Haltung, also ob sie eher positiver oder negativer eingestellt waren. Die Idee dahinter: Solche Charaktereigenschaften ändern sich in der Regel kaum, sie sind als Teil der Persönlichkeit tief im Gehirn eingegraben. Und Sie als Leserin oder Leser dieses Buches wissen auch schon wo: in den Basalganglien.

Die Ergebnisse sind überaus beeindruckend: Je positiver der Inhalt ihrer Notizen, umso höher war die Lebenserwartung. Zwischen jenen fünfundzwanzig Prozent der Nonnen mit den wenigsten positiven Inhalten und jenen fünfundzwanzig Prozent mit den häufigsten beschriebenen positiven Emotionen lag der Unterschied in der Lebenserwartung bei 6,9 Jahren. Für Gurus des positiven Denkens und Küchenpsychologen aller Art war das ein gefundenes Fressen: »Optimisten leben sieben Jahre länger«, so die simple Schlussfolgerung dieser Ergebnisse, die bereits Anfang der Neunzigerjahre veröffentlicht wurden.

Die Forschungen gingen seither weiter und im Jahr 2018 haben die Psychologin Netta Weinstein und Kollegen neue tiefergehende Analysen zu den Notizen der Nonnen veröffentlicht. Was die Lebenserwartung steigert, lässt sich mittlerweile ganz genau beim Namen zu nennen. Es ist jedenfalls kein blinder Optimismus und keine »Alles ist rosarot«-Haltung. Es ist tatsächlich ihre Art zu denken, die ein Gefühl von Freiheit und Wahl ermöglicht, ihnen die Fähigkeit gibt, über sich selbst zu reflektieren, und ihnen dabei hilft, die Unabhängigkeit im Kopf zu bewahren.

Wenn Sie ein biblisches Alter erreichen wollen, reicht es nicht, ein bestimmtes Mindset zu haben. Eine gesunde Lebensweise ist auf jeden Fall dringend anzuraten. Nonnen rauchen beispielsweise nicht und laut dem Deutschen Krebsforschungszentrum (DKFZ) sterben starke Raucher im Schnitt zehn Jahre früher als Nichtraucher. Sie sehen aber auch: Der Unterschied, der sich aus dem Denken und dem Mindset ergibt, ist ebenfalls gigantisch. Mit einer selbstbestimmten Haltung gelingt es Ihnen eher, ein hohes Alter zu erreichen, als wenn Sie sich fremdgesteuert und ausgeliefert fühlen. Die Freiheit beginnt in Ihren Gedanken und in der Motivation, mit der Sie Ihr Leben führen. Das funktioniert selbst hinter verschlossenen Klostermauern – wenn Schwester Lukas das schon gewusst hätte!

Die Nonnen aus dem Notre-Dame-Orden lassen uns noch nicht ganz los. So spannend die Erkenntnisse zur Lebenserwartung sind, ich verspreche Ihnen: Es gibt weitere brisante Einblicke. Insgesamt wurden rund 700 Nonnen im Langzeitverlauf erforscht, wobei die Ordensfrauen dankenswerterweise auch regelmäßigen Tests zustimmten sowie der Möglichkeit, nach ihrem Ableben den Leichnam inklusive des Gehirns zu untersuchen.

Unter der untersuchten Gruppe war auch eine Schwester namens Bernadette. Als sie starb, war sie bereits fünfundachtzig Jahre alt. Bis zu ihrem Tod hatte sie ein geistig reges Leben geführt und war ein aktiver Teil der Gemeinschaft. Sie war auch im hohen Alter noch als Lehrerin tätig. Umso größer war die Verblüffung, als man ihr Gehirn sezierte. Es war mit für Alzheimer-Demenz typischen Eiweißablagerungen übersät, den sogenannten Plaques, wie bei den sprichwörtlichen Löchern im Schweizer Käse. Während sie bis zu ihrem Lebensende geistig anspruchsvolle Tätigkeiten ausüben konnte, zeigten die Gewebsproben ihres Gehirns Anzeichen für das ultimative Endstadium von Alzheimer.

Wie konnte sie trotz ihres kaputten Gehirns geistig so fit sein? Die Wissenschaft stand vor einem Rätsel. Und Schwester Bernadette war keine Ausnahme: Immer wieder wurden Fälle von Nonnen entdeckt, die bis zu ihrem Lebensende sowohl geistig als auch körperlich aktiv gewesen sind, obwohl ihre Gehirne starke eiweißhaltige Ablagerungen aufwiesen. Neunzig Prozent der Gehirne, die mit Plaques übersät waren, gehörten Nonnen, die klinisch gesund waren, also keinerlei äußerliche Anzeichen für Demenz aufwiesen. Die Hypothese, die sich daraus ergibt, erschüttert die Grundfesten der Neurologie: Demenz ist zu zehn Prozent mit Plaques verknüpft, zu weitaus größeren neunzig Prozent aber mit dem Lebensstil. Die Nonnen pflegten einen gesunden Lebensstil sowie geistige und körperliche Aktivitäten häufig bis ins hohe Alter – eine starke Gemeinschaft, Gläubigkeit,

Gebet und Enthaltsamkeit bei Suchtmitteln und bescheidene Ernährung. Bei der Studie machte sich allerdings auch ein Zusammenhang zwischen geistigem Abbau und – selbst kleineren – Schlaganfällen bemerkbar.

Möchten Sie es den Nonnen gleichtun, müssen Sie sich nicht gleich in den nächsten Orden einschreiben. Geistige Beschäftigung ist ganz wesentlich, um sich vor Demenz zu schützen. Fünfundachtzig Prozent der Nonnen gingen bis ins hohe Alter einer Tätigkeit als Lehrerin nach. Mittlerweile gibt es mehrere Studien, die zeigen, dass auch Mehrsprachigkeit beim Erhalt der grauen Zellen hilft. Sie zahlt sich sogar doppelt aus: Sie lernen im Urlaub nicht nur Land und Leute besser kennen, auch Alzheimer wird möglicherweise dadurch um vier bis fünf Jahre verzögert. Ganz unumstritten sind diese vielsprechenden Daten zu Fremdsprachen und Demenz allerdings nicht. Wenn Sie sich auch im erwachsenen Alter dazu entscheiden, eine Fremdsprache zu lernen, ist es wichtig, diese Sprache auch regelmäßig anzuwenden. Darum mag der Koreanisch-Kurs an der Volkshochschule zwar zunächst herausfordernder sein als der in Spanisch, aber wenn es Sie regelmäßig nach Andalusien zieht, ist Spanisch auch für Ihr Gehirn definitiv die bessere Wahl.

Einen Trick aus der Lernforschung haben die Nonnen gelebt und kann Sie bei dem Ziel, der Demenz ein Schnippchen zu schlagen, unterstützen: Wir lernen am besten aktiv. Vielleicht finden Sie Möglichkeiten zu unterrichten – in einem Verein, bei Nachhilfeschülern oder als Sachbuchautorin. Bereiten Sie Inhalte vor, erweitern Sie diese ständig und geben Sie sie weiter. Lehren ist das bessere Lernen!

Und wie ist das mit dem Glauben? Dieser Gretchen-Frage ging ein Psychologenteam um Christian End von der Ohio-University in den USA nach. Sie sind 1.500 Nachrufen aus Zeitungen nachgegangen, um einen spezifischen Zusammenhang von Religion und Lebenserwartung zu untersuchen. Die Daten zeigten neben Glaubenszugehörigkeit,

Geschlecht, Alter und Ehestatus auch Details über Freizeitaktivitäten und Gewohnheiten. Die Forscher bemühten sich herauszufinden, welchen Einfluss aktiv praktizierte Religiosität auf die Lebenserwartung hat, und warteten im Jahr 2018 mit einer konkreten Zahl auf: Sie verlängert das Leben um 3,8 Jahre. Das sind fast vier Jahre extra Lebenszeit dank Religion!

Eine Auswertung von fünfhundert Todesanzeigen aus dem Des Moines Register, einer Tageszeitung im streng gläubigen US-Bundesstaat Iowa, zeigte noch deutlichere Unterschiede: Sie leben 6,48 Jahre länger, wenn Sie gläubig sind und in einer religiösen Gegend leben.

Häufig geht Religiosität Hand in Hand mit der Geborgenheit in einer Gemeinschaft und sozialen Aktivtäten – Sie sind weniger einsam. Dieser Faktor spielt neben spiritueller Praxis wie Gebet und dem Gefühl für einen Sinn und etwas Höherem eine wichtige Rolle.

Im Jahr 2016 hat eine Studie für großes Medienecho gesorgt, die sich derselben Frage widmete, aber mit einer ganz anderen Forschungsmethodik an die Sache heranging. Neben Mönchen und Nonnen lieben Hirnforscherinnen auch Krankenschwestern. Sie sind der Wissenschaft treu und unterstützen als Probandinnen fleißig Langzeitstudien wie die *Nurse Health Study* in den USA. Aus der Lebensweise von Krankenschwestern und deren Gesundheit und Lebenserwartung konnte die Forschung bereits wichtige Erkenntnisse gewinnen. Krankenschwestern mittleren Alters, die mehr als einmal pro Woche in die Kirche – in erster Linie waren katholische und protestantische Frauen erfasst – gehen, überlisten den Tod förmlich. Dreiunddreißig Prozent weniger Frauen starben im Untersuchungszeitraum im Vergleich zu denen, die die Kirche meiden. Wer einmal die Woche die Kirche besucht, darf sich immerhin noch freuen, in der Gruppe mit sechsundzwanzig Prozent weniger Todesfällen zu sein. Bei Kirchenbesuchen von weniger als einmal pro Woche war die

Sterbensrate um dreizehn Prozent gesenkt im Vergleich zu jenen, die gar keine Gotteshäuser von innen sehen. Sie sehen: In die Kirche gehen zahlt sich allein deshalb aus.

Ist es also sinnvoll, in die Kirche zu gehen, wenn man eine schwere Krankheit hat und gesund werden möchte? Hier stehen Wallfahrtsorte hoch im Kurs, zu den berühmtesten gehört Lourdes in den französischen Pyrenäen. Die Popularität von Lourdes geht auf Begebenheiten im Jahr 1858 zurück, wo einem vierzehnjährigen Mädchen, der Müllerstochter Bernadette Soubirous, in Summe achtzehn Mal die Jungfrau Maria erschienen sein soll. Seither wird regelmäßig von Wundern berichtet. Die katholische Kirche führt genau Buch über die Wunderheilungen aus Lourdes. Insgesamt gibt es mittlerweile neunundsechzig anerkannte Wunder – das sind Heilungen, die medizinisch nicht erklärt werden können. Viele dieser Fälle stammen aus einer Zeit, wo die medizinische Diagnostik noch nicht ausgereift war. Diese sind sicher kritischer zu sehen als die Fälle der letzten Jahrzehnte. Seit dem Jahr 1950 gab es siebzehn offizielle Wunderheilungen in Lourdes. Rechnen wir nach: Jährlich pilgern über vier Millionen Menschen nach Lourdes, um das Wasser der Grotte für die Gesundheit zu nutzen. Da sind siebzehn Heilungen in neunundsechzig Jahren oder alle vier Jahre ein Wunder. Die Wahrscheinlichkeit, dass Ihnen ein Wunder passiert, liegt bei eins zu sechzehn Millionen. Beim österreichischen Lotto 6 *aus* 45 gibt es 8.145.060 Tippvarianten. Damit liegt die Wahrscheinlichkeit, mit einem Tipp alle richtig zu haben, bei etwa eins zu acht Millionen. Lotto schlägt Lourdes. Die Statistik ist gnadenlos!

Doch ich möchte Lourdes auch in Schutz nehmen. Das Kriterium für eine Wunderheilung, eine medizinische Erklärung dürfe es nicht geben, ist äußerst streng. Krebsformen mit schlechter Prognose, die sich zurückbilden, werden als sogenannte Spontanremission bewertet und zählen nicht zu den Wundern. Die Zahl der Spontanremissionen in Lourdes wird leider nicht erfasst. Und gerade um die Frage, ob diese durch Lourdes häufiger auftreten, geht es im Grunde.

Seit dem Jahr 2006 ist daher auch eine gelockerte Aufzeichnung von Wundern durch ein Medizinerkomitee eingeführt worden, also gleichsam eine zweite inoffizielle Liste. Rund hundert Genesungsberichte pro Jahr werden in drei Stufen bewertet: Zunächst muss festgestellt werden, ob es sich um eine *unerwartete* Heilung handelte. Zweitens muss die Genesung *bestätigt* werden. Und im dritten Schritt muss der *außergewöhnliche Charakter* anerkannt werden. Fünf Heilungen wurden seit dem Jahr 2006 in Lourdes anerkannt.

Wenn Sie das alles nicht überzeugt und Sie den weiten und teuren Weg nicht auf sich nehmen wollen, habe ich Sparvarianten in petto. Für alle, die in Ostösterreich daheim sind oder einen Städtetrip nach Wien planen, führt die Fahrt vom Norden Wiens Richtung Tulln ins nahe Maria Gugging. Pater Kaspar Hutter hat vor etwa hundert Jahren hier einen Felsen entdeckt, der ihn an seine Wallfahrt nach Lourdes erinnert hat. Mithilfe von Spenden und freiwilligen Helfern ließ er die Grotte erweitern und stellte eine Marienstatue auf. Herausgekommen ist eine kleine, aber wunderschöne Wallfahrtsstätte mit Freiluft-Gottesdienst. Jeder kann sich dort kostenlos vom Wasser der Quelle bedienen. Und falls Ihnen Maria Gugging zu weit ist und Sie keine Lourdes-ähnliche Grotte in Ihrer Gegend ausfindig machen können, dann darf ich Sie auf einen großen amerikanischen Online-Händler verweisen. Dieser verkauft den Liter Lourdes-Wasser um rund fünfzig Euro und liefert ihn zu Ihnen nach Hause.

Eine Statistik aller Spontanheilungen und Genesungsberichte chronisch oder schwer kranker Menschen, die nach Lourdes oder Maria Gugging reisten und einen Vergleich zu Patienten, die daheim geblieben sind, gibt es nicht. Auch die Anwendung des heiligen Wassers im Vergleich zu stinknormalem Leitungswasser ist nicht erforscht. Damit haftet

Lourdes weiterhin ein Mysterium an und das Thema bleibt, was es immer schon war: eine Frage des Glaubens.

Übrigens: Falls Sie mit Ihrer Reisekassa zwischen Lourdes und Jerusalem für Ihren nächsten Osterurlaub schwanken, ist Lourdes die eindeutig gesündere Variante. Ein Trip nach Jerusalem ist nämlich mit einem höheren Risiko für einen Krankenhausaufenthalt verbunden. Das im Fachjargon *Jerusalem-Syndrom* genannte Phänomen bezeichnet eine Psychose, die durch eine Pilgerreise an diese heilige Stätte ausgelöst werden kann. Dabei halten sich Touristen für Jesus Christus. Die Veranlagung dazu ist in diesen Fällen allerdings schon vorhanden und manche reisen gerade deshalb nach Jerusalem, weil sie sich für den Messias halten.

Vielleicht fragen Sie sich, ob es etwas bringt, andere für uns beten zu lassen, wenn wir genesen möchten. Selbst wenn wir nicht an Gott glauben, könnten wir ja nach dem beliebten Sprichwort »Nützt es nichts, schadet es nichts« vorgehen. Ganz so einfach ist es aber nicht. Und dazu begegnen wir noch einmal einem guten Bekannten, nämlich Herbert Benson. Im Jahr 2006 hat er STEP publiziert, diese Abkürzung steht für *Study of the Therapeutic Effects of intercessory Prayer*. In dieser Studie an 1.802 Bypass-Patienten an sechs US-amerikanischen Kliniken wollte Benson mit Kollegen herausfinden, ob und wie sehr Bypass-Patienten von Gebeten profitieren, die andere, ihnen unbekannte Personen für sie sprechen. Dazu wurden drei Gruppen miteinander verglichen: Patienten, für die nicht gebetet wurde, Patienten, die sich nicht sicher sein konnten, ob für sie gebetet wird, und Patienten, die sich dessen sicher sein konnten. Was schätzen Sie, ist herausgekommen? Vielleicht denken Sie, dass es keinen Unterschied macht, weil nicht die Patienten selbst beten. Oder vielleicht denken Sie, dass es günstig für die Gesundheit ist, wenn man sich sicher sein darf, dass jemand Fürbitten für einen ausspricht. Das Ergebnis wird Sie überraschen!

Während die beiden ersten Gruppen vergleichbar waren, gibt es einen Effekt bei Patienten, die wissen, dass für sie gebetet wird: und zwar einen schädlichen! Für diese Patienten erhöht sich die Komplikationsrate um vierzehn Prozent. Das zumindest ist das streng wissenschaftliche Ergebnis von STEP, das im *American Heart Journal* veröffentlicht worden ist. Wie lässt sich dieses scheinbar paradoxe Ergebnis erklären? Es könnte durchaus sein, dass das Wissen, dass andere für einen beten, sozialen Erfolgsdruck aufbaut. Dieser Druck bedeutet letztlich Stress. Immerhin war die Gebetsformel recht ehrgeizig: »Für eine erfolgreiche Operation mit einer schnellen Gesundung ohne Komplikationen.«

In einer anderen Studie zu diesem Thema mit dem treffenden Namen MANTRA II wurde unter der Leitung von Prof. Mitchell W. Krucoff an der Duke University in North Carolina die Wirkung des Gebets Fremder an 748 Patientinnen, die sich einem Eingriff am Herzen unterziehen mussten, untersucht. Hier wussten die Patienten nicht, ob für sie gebetet wurde. Das Ergebnis: keine Wirkung.

Falls Sie jetzt ein wenig enttäuscht sind, kann ich mit versöhnlichen Neuigkeiten aufwarten: In einer Studie am Arthritis/Pain Treatment Center, Clearwater, Florida, USA, wurden Patienten mit rheumatoider Arthritis mit einem Gebetsteam einem dreitägigen Ritual aus insgesamt sechs Stunden Gebeten und Handauflegen sowie sechs Stunden Schulung zum Thema spiritueller Heilung unterzogen. Im Vergleich zur Kontrollgruppe, die nicht diesem Ritual unterzogen worden ist, war ein halbes Jahr danach die Anzahl der schmerzhaften Gelenke deutlich niedriger. Die Studie hat gezeigt, dass das direkte Fürbittengebet den Schmerzverlauf und die subjektiv wahrgenommenen, krankheitsbezogenen Einschränkungen bei Patienten mit rheumatoider Arthritis langfristig verbessert. Hinsichtlich der entzündlichen Krankheitsaktivität (BSG, CRP) ergab sich kein Unterschied zwischen den Gruppen.

Sie sehen, aus Distanz für jemanden zu beten bringt nichts, und wenn er davon weiß, kann ihn das möglicherweise stressen und ihm sogar schaden. Direkt in Kontakt mit den Patienten und im Team zu beten, in Kombination mit Handauflegen und spiritueller Schulung, zeigt dagegen vor allem bei der subjektiven Einschätzung der Krankheit eine günstige Wirkung. Kurz zusammengefasst: Beten hilft, wenn auch nur sehr eingeschränkt.

DER GROSSE BLUFF

»Werde erst ein besserer Mensch, dann folgt auch die Gesundheit nach« – dieses Zitat wird Buddha zugesprochen. Psyche, Nonnen und Spiritualität – die Erkenntnisse, die wir bisher diskutiert haben, schlagen alle in dieselbe Kerbe. Nach den spannenden Einblicken aus der geistlichen Welt darf ich Sie jetzt in weltlichere Gefilde entführen. Ich möchte mit Ihnen den Einfluss von Gedanken auf den Zahn fühlen, um zu klären, was es damit auf sich hat.

Erinnern Sie sich noch an das Beispiel ganz zu Beginn des Buches? Wir nehmen ein Schmerzmittel, und noch bevor die Substanz biologisch wirken kann, ist der Schmerz weg. Solche Phänomene treten auch in anderen Gewändern auf. Kaum sitzen wir im Wartezimmer des Zahnarztes, tut der Zahn gar nicht mehr weh. Oder ein Kind verletzt sich, wir trösten es, pusten auf die Wunde und schon geht es dem Kleinen binnen Sekunden besser.

Dazu habe ich ein gutes Beispiel für Sie: Ein sechsundzwanzigjähriger Amerikaner litt an Depression und wollte sich nach einem Streit mit seiner Freundin das Leben nehmen. Dazu nahm der Bostoner eine ganze Packung Antidepressiva. Er überlebte seinen Suizidversuch, musste jedoch mit äußerst niedrigem Blutdruck auf die Intensivstation gebracht werden. Während er immer schwächer wurde und sichtbar ums Überleben rang, recherchierte das Krankenhauspersonal, dass er Teilnehmer einer Medikamentenstudie war. Es stellt sich rasch heraus, dass er gar nicht in der Wirkstoffgruppe war, sondern lediglich Zuckerpillen bekam. Nachdem er darüber aufgeklärt worden war und realisierte, dass er eigentlich nur neunundzwanzig Bonbons geschluckt hatte, ging es mit seinem körperlichen Zustand innerhalb weniger Stunden wieder bergauf. Er konnte rasch wieder das Krankenhaus verlassen. Ein schönes, wenn auch besonders spektakuläres Beispiel für die Kraft der Gedanken.

Placebo- oder Nocebo-Effekte nennt die Wissenschaft es, wenn der Glaube gesund oder krank macht. Seit Jahrtausenden gibt es in allen Kulturen weise Männer oder Frauen, Heilerinnen, Schamanen – Personen, denen besondere, heilende Kräfte nachgesagt werden. Und ebenso gibt es die andere Seite der Macht in Form von Flüchen, Hexereien und Verwünschungen. Der Glaube an die positiven oder negativen Kräfte von Menschen und Ritualen verändert die Physiologie im Sinne eines Placebo- oder Nocebo-Effekts. Die erste Placebo-kontrollierte Studie wurde in Zusammenhang mit der vom deutschen Arzt Samuel Hahnemann begründeten *Homöopathie* durchgeführt. Wir werden uns diesem Heilverfahren später noch widmen. Der deutsche Theologe und Redakteur George Löhner nahm sich dieser Methode im Jahr 1835 in Nürnberg an, jenem Jahr, in dem der achtzigjährige Hahnemann seinen zweiten Frühling erlebte und seine fünfundvierzig Jahre jüngere Patientin, die Malerin Mélanie d'Hervilly, ehelichte. Das Experiment an fünfundfünfzig freiwilligen, gesunden Probanden, die durch Losverfahren den Gruppen »homöopathische Testsubstanz« oder »Kochsalzlösung« zugeordnet wurden, ging für Hahmenann weniger frühlingshaft aus: Die überwachende Kommission folgerte, dass das homöopathische Mittel keinerlei Wirkung hatte.

Im Jahr 1900 verkaufte der französische Apotheker Émile Coué seine Arzneien mit dem motivierenden Satz: »Mit diesem Medikament werden Sie sicher ganz schnell gesund.« Er entdeckte, dass die Arznei dadurch deutlich besser wirkte, als wenn er gar nichts dazu sagte. Damit hatte er das Prinzip der Suggestion erkannt. Nach seinen ermutigenden Erfahrungen begann er ein Institut für Autosuggestion zu gründen und die Methode zu verfeinern.

Der erzkatholische Joseph Murphy nahm solche Ideen auf. Nicht zu Unrecht wird er als »Vater des positiven Denkens« bezeichnet. Im Jahr 1920 wurde bei ihm eine bösartige Hauterkrankung festgestellt, der die Ärzte machtlos gegenüberstanden. Einzig durch die Kraft des Gebetes und die Macht seines Unbewussten, so war er überzeugt, vermochte er, sich selbst zu heilen. Sein Welt-Bestseller *Die Macht Ihres Unterbewusstseins* ist eine Mischung aus Pseudowissenschaften und sehr einfachen Patentrezepten, aber auch inspirierenden Ansätzen: Denn da unser Unbewusstes bis zu einem gewissen Grad programmierbar ist, zeigt sich das den Psychologinnen wohlbekannte Phänomen des Primings. Unbewusst wahrgenommene Worte, aber auch Bilder und Musik verändern unser Verhalten.

Beschäftigen wir uns mit Wörtern, die unser Gehirn subtil mit Alter assoziiert, führt das dazu, dass wir nachher langsam durch den Korridor schlendern. Dieser Effekt, der von John Bargh im Jahr 1996 beschrieben wurde, heißt Florida-Effekt. Er funktioniert auch in die andere Richtung – sportliche Begriffe bewirken das genaue Gegenteil. Wenn Sie Ihre Freunde in Trivial Pursuit schlagen möchten, dann investieren Sie doch vorher fünf Minuten Ihrer Zeit darin, sich schriftlich Gedanken zu machen, wie es wohl ist, Professor zu sein. Eine Studie der beiden Psychologen Ad van Kippenberg und Ap Dijksthuis von der Universität Amsterdam offenbart, dass Versuchspersonen so deutlich besser bei der Beantwortung kniffliger Trivial-Pursuit-Fragen abschneiden. Und der Klassiker zu diesem Thema: Hören wir in der Weinabteilung französische Musik, kommt eher französischer Wein in den Einkaufswagen, bei deutscher Musik hingegen deutscher Wein. Das alles passiert, ohne dass es uns bewusst ist. Es gibt mittlerweile eine Vielzahl an Studien zu diesem Thema, und auch wenn einzelne Ergebnisse wissenschaftlich kontroversiell diskutiert werden, sehen Sie: Ganz unrecht hatte Murphy nicht!

Er formulierte seine Behauptungen allerdings als radikale Dogmen und maßlose Versprechungen – denn nach Murphy garantiere die suggestive Methode Gesundheit, Glück und Reichtum. Alles, was wir in Gedanken visualisieren, verwirklicht sich in der materiellen Welt – eine Idee, die sich auch bei Rhonda Byrnes *The Secret*, Bärbel Mohrs *Bestellungen beim Universum* und in einem etwas wissenschaftlicheren Gewand auch bei Dr. Joe Dispenzas *Du bist das Placebo* wiederfindet. Das Schema ist immer gleich: Wenn Sie nur fest genug daran glauben, dass Sie nächsten Montag über zwei Millionen Euro im Briefkasten finden, ja, wenn Sie das Gefühl ganz intensiv erleben, als hätten Sie bereits das Geld in Händen – dann wird diese Vorstellung Wirklichkeit. Die Gelddruckmaschinen müssten heiß laufen, wenn die Mehrzahl der Menschen das könnten. Wenn es doch nur so leicht wäre! In *Das Prinzip der Mühelosigkeit* haben Pamela Obermaier und ich anhand von Studien gezeigt, dass dieses Konzept wissenschaftlich widerlegt ist und die moderne Zielpsychologie effektivere Strategien zur Wunscherfüllung anbietet.

Was nun die Kraft der Gedanken betrifft, gibt es tatsächlich faszinierende Einblicke aus der Placebo-Forschung. Die moderne Placebo-Geschichte begann im Zweiten Weltkrieg. Der Chirurg und Anästhesist Henry Beecher stieß eher zufällig auf dieses interessante Phänomen: Bei seinen medizinischen Rettungseinsätzen im Feld bemerkte er, dass es vorkam, dass im Kampf verwundete Soldaten über Stunden kein oder ein vermindertes Schmerzempfinden hatten. Das erschien ihm zunächst unerklärlich. Als ihm aber bei seinen Behandlungen hin und wieder das Morphium ausging, spritzte er den unzähligen zu versorgenden, auf seine Hilfe hoffenden Verletzten in seiner Verzweiflung ersatzweise eine Kochsalzlösung – und war überrascht zu sehen, dass auch diese die Schmerzen seiner Patienten zu stillen schien. In Henry Beechers Publikation *The Powerful Placebo* aus dem Jahr 1955, einer später bewusst angelegten Analyse zum Placebo-Effekt, zeigte sich bei rund einem Drittel seiner Patienten ein Placebo-Effekt. Beechers Arbeit ist ein Meilenstein der Placebo-Forschung. Seit ihrem Erscheinen müssen pharmazeutische Unternehmen standardmäßig entsprechende klinische Studien durchführen, um die Wirksamkeit eines Präparats gegen die eines Placebos prüfen.

Placebo-Effekte wurden zu Störgrößen, die Medikamententests erschweren und vor allem sehr teuer machen. Erst in den letzten zehn bis fünfzehn Jahren setzte ein interessantes Umdenken ein. Der US-amerikanische Harvard-Medizin-Professor Ted Kaptchuk hat dazu bahnbrechende Untersuchungen geleitet. In einer Studie wurden 262 Patienten mit Reizdarm-Syndrom in drei Gruppen eingeteilt. Bei der ersten Gruppe wurde nur eine Anamnese durchgeführt, bei der zweiten Gruppe auch ein Placebo verabreicht, aber mit möglichst wenig Interaktion zwischen Ärztin und Patient, und die dritte Gruppe bekam das volle Programm, also inklusive intensiver Zuwendung von Seiten der Ärztin. Das Ergebnis: Ohne Behandlung wurden achtundzwanzig Prozent symptomfrei, das ist also die Rate der reinen Selbstheilung, in der medizinischen Fachsprache auch »Spontanremission« genannt. Das Placebo erhöhte diesen Wert auf vierundvierzig Prozent, das ist also die Wirkung durch die Erwartung, die durch ein Scheinmedikament geschürt wurde. Und wenn die Ärztin sich dann noch engagierte und mit dem Patienten ein ausführliches Gespräch führte, stieg der Wert auf zweiundsechzig Prozent Symptomfreiheit an. Wir können also sagen: Neben dem Fake-Medikament kommt auch der Person der Ärztin ein hoher Stellenwert zu. Erfolgreiche Medizin umfasst neben einem Medikament oder dem Glauben an die Wirkung auch und gerade zwischenmenschliche Beziehung.

Ebenfalls von Prof. Kaptchuk geleitet war eine Studie an Migränepatienten. Insgesamt 459 Kopfschmerz-Attacken wurden untersucht. Die Patienten bekamen entweder ein Placebo, das in eine Packung mit dem Namen des Migräne-Medikaments »Maxalt« gesteckt worden ist, Maxalt in einer Packung beschriftet mit dem Wort »Placebo« oder aber Maxalt beschriftet als »Maxalt«. Die spannende Frage dahinter: Kann ein Wort, wie der Markenname eines Medikaments, einen Unterschied hervorrufen? Vielleicht wird Sie das deutliche Resultat dieses Experiments ebenso verblüffen wie mich. Das Placebo, das in der Maxalt-Packung ausgegeben wurde, brachte dreißig Prozent Schmerzlinderung. Ein Ergebnis, das dem von Henry Beechers Analyse aus dem Jahr 1955 ähnelt. Maxalt mit der Beschriftung »Placebo« erzielte eine bessere Wirkung, nämlich mit einer Schmerzlinderung von achtunddreißig Prozent. Das verwundert nicht, immerhin musste Maxalt ja gegen Placebos gewinnen, um überhaupt als Medikament auf den Markt kommen zu dürfen. Das Spannende ist allerdings, dass Maxalt als »Maxalt« beschriftet eine dramatische Wirkungssteigerung erzielte, nämlich eine Schmerzreduktion von sagenhaften zweiundsechzig Prozent. Zweiundsechzig Prozent versus achtunddreißig Prozent – der Unterschied wurde durch ein Wort hervorgerufen und die ganze Psychologie und Physiologie, die in unserem Kopf dahintersteckt.

Solche Ergebnisse fordern ein Umdenken: Placebos sind nicht lästig und auch kein Konkurrent von Wirkstoffen, sondern verdienen mehr Anerkennung und einen gezielten Einsatz in der Medizin. Ein gutes Medikament wird durch den

Placebo-Effekt noch besser – Wirkstoff und Gedankenkraft zusammen sind ein unschlagbares Duo.

Bestimmt sind Sie schon neugierig, was sich genau im Kopf abspielt, wenn wir Zuckerpillen und Kochsalzlösungen mit entsprechender Überzeugung zu uns nehmen. Nach Ted Kaptchuk steckt hinter dem Placebo-Effekt eine spezielle Eigenschaft unseres Gehirns: Und zwar führt unser Oberstübchen im Sinne des bereits erwähnten Drangs zum Überleben ständig Vorhersagen über die Umwelt durch. Wenn wir denken, wir bekommen ein Parkinson-Medikament, das zu einer Dopamin-Steigerung führt, dann produziert das Gehirn in Erwartung des Effekts Dopamin – selbst bei einer als Medikament getarnten Zuckerpille. Diese »innere Apotheke« kann mit von außen zugeführten Medikamenten zusammenwirken und so einen noch stärkeren Effekt erzielen.

Für faszinierende Einblicke aus der Placebo-Forschung an Parkinson-Patienten sorgte Fabrizio Benedetti, Neurowissenschaftler und Professor an der Universität Turin in Italien. Parkinson-Patienten verordnet man häufig einen »Schrittmacher im Gehirn«, also Elektroden, die elektrische Reize setzen und so die Bewegungsstörungen bremsen und das typische Parkinson-Zittern abschwächen. Diese Elektroden werden auf einzelne Zellen einer Region für Bewegung im Gehirn ausgerichtet. Der Neurophysiologe hat diese Reaktion bei Parkinson-Patienten verglichen, die in zwei Gruppen aufgeteilt wurden: Bei einer Gruppe wurden die Elektroden unangekündigt eingeschaltet und bei der Kontrollgruppe wurde es vorher angekündigt. Das Ergebnis ist verblüffend: Die Ankündigung machte einen großen Unterschied, die Reaktion war deutlich effektiver. Dann, im zweiten Teil des Experiments, wurde einer Gruppe das Einschalten der Elektroden zwar angekündigt, aber es wurde dann nicht durchgeführt. Dennoch zeigte sich eine Reaktion im Gehirn und es konnte sogar gezeigt werden, dass einzelne Nervenzellen reagierten. Bei gut der Hälfte der Patienten verschwand das

Zittern. Bereits die Erwartungshaltung hatte einen Einfluss auf den Dopamin-Stoffwechsel einzelner Nervenzellen.

Die Vermittlung der angewandten Behandlungsweise durch den Arzt ist also von großer Bedeutung für deren erfolgreichen Verlauf, wie sich aus den Experimenten von Dr. Stewart Wolf – einem mittlerweile verstorbenen US-amerikanischen Arzt und Physiologen – zum Placebo-Effekt schließen ließ. Die Erwartungshaltung prägt sozusagen eine Art selbsterfüllende Prophezeiung.

Wolf zog auch einen Zusammenhang zwischen dem Placebo-Effekt und der Funktion des Magens, die sich an den Wellenbewegungen der Bauchmuskeln ablesen und grafisch darstellen lässt. Patienten mit Übelkeit zeigen ein unruhiges Wellenmuster, verschwindet die Übelkeit, normalisiert sich das Wellenmuster wieder. In einem Versuch verabreichte er an seine Probanden die Medikamente Ipekakuanha (erzeugt Brechreiz und führte zu unruhigen Wellenmustern) oder Atropin (beruhigt den Magen und zeigte ein ruhiges Bauchmuskelmuster). Beim nächsten Durchlauf verabreichte er Zuckerpillen, spiegelte den Teilnehmern aber vor, dass es sich um Ipekakuanha oder Atropin handelte. Vielen der Teilnehmer, die ein Schein-Ipekakuanha erhielten, wurde so übel wie bei Anwendung des echten Medikaments, was sich neben ihren eigenen Beschreibungen auch an ihren Magenbewegungen ablesen ließ. Tatsächlich war die Übelkeit also nicht nur subjektives Empfinden, sondern zog eine körperliche Reaktion nach sich. Daraus lässt sich schließen, dass der psychische Zustand einer bestimmten Erwartungshaltung tatsächlich die erwartete körperliche Reaktion nach sich ziehen kann. Das war eine bemerkenswerte und bahnbrechende Erkenntnis.

Die Theorie zur Konditionierung des Placebo-Effekts besagt, dass wir Schlüsse aus Erfahrungen ziehen und diese auf nachfolgende Therapien übertragen und sie in bestimmten ähnlichen Situationen wieder abrufen. Zum Beispiel könnten wir als Kind auch erfahren haben, dass sich unsere

Mutter liebevoll und besorgt um uns kümmerte, wenn wir Schmerzen empfanden. Zukünftige Anteilnahme und Fürsorge, zum Beispiel durch einen Arzt oder einen Alternativtherapeuten, könnten diese Konditionierung wieder abrufen und zur Schmerzlinderung führen.

Studien zeigen, dass Placebos besonders dann gut wirken, wenn sie im Anschluss an eine wirksame Therapie – also ein positives Erlebnis – eingenommen wurden. In seinem weithin bekannt gewordenen, bahnbrechenden Experiment konditionierte der russische Psychologe Iwan Petrowitsch Pawlow-Hunde beim Fressen mit einem Glöckchen. Die Reihenfolge des Erlebten war für den Hund immer die gleiche: Das Glöckchen klingelte, das Fressen kam. Nach einer gewissen Zeit reichte schon das Klingeln des Glöckchens aus, um den Speichelfluss des Hundes anzuregen.

Der amerikanische Psychologe Robert Ader untersuchte den Zusammenhang von Konditionierung und Placebo-Effekt. Er verabreichte Ratten Zyklophosphamid, eine Chemotherapie, die das Immunsystem tagelang »ausschaltet«. Wie erwartet, sanken danach die Immunzellenwerte. Er gab in einem weiteren Experiment Ratten die Chemotherapie zusammen mit Saccharin, einem Zucker. Wenn er nach der kombinierten Verabreichung denselben Ratten dann nur den Zucker gab, ging der Wert der Immunzellen ebenfalls herunter – wenn auch nicht so stark wie zusammen mit Zyklophosphamid. Offenbar fungiert hier das Saccharin wie das Glöckchen beim Pawlowschen Hund.

Der Essener Psychologe Manfred Schedlowski ist sich sicher, dass wir Krankheiten erlernen können. Auch hier passiert das über klassische Konditionierung, so zum Beispiel bei Allergien. Wenn wir auf gewisse Blüten allergisch reagieren, kann schon das Betrachten der Blüte auf einem Bild Niesanfälle auslösen, ohne dass echte Pollen im Spiel sind. Wir haben gelernt, dass uns die Pollen dieser Pflanzenart nicht guttun. Ist diese Verknüpfung einmal gesetzt, kann schon das Betrachten des »Übeltäters« eine Reaktion auslösen. Seine Versuche zeigen, dass wir auch Therapien gegen Hausstaubmilben-Allergie erlernen können. Patienten mit dieser Form des allergischen Leidens hat er ein Antihistaminikum – ein Allergiemittel – insgesamt fünfmal zusammen mit einer giftgrün gefärbten Erdbeermilch verabreicht. Als Manfred Schedlowski sie dann wieder ins Labor bestellte, erhielten sie neben dem Getränk nur ein Placebo. Trotzdem berichteten die Patienten, dass sie deutlich weniger allergisch auf Hausstaub reagierten. Das Gleiche hat der Wissenschaftler auch auf Ebene der Hautreaktionen messen können: Ein Allergietest mit Einnahme des grünen Getränks führte zu deutlich weniger Rötungen auf der Haut. Wie beim Pawlowschen Hund mit dem Glöckchen wird auch hier ein zunächst unbedeutender Reiz – das grüne Milchgetränk – zum erlernten Auslöser.

Für Patienten ist es daher wichtig, möglichst viele positive Erfahrungen in ihrem Krankheitsverlauf zu machen. Kleine Erfolgserlebnisse begünstigen größere, größere dann große. Am Anfang kann hier schon das Gefühl genügen, entspannt und frisch gestärkt aus der Behandlung zu gehen. Hinzu kommt: Wenn Konditionierung die Gesundung fördern kann, gilt das möglicherweise auch umgekehrt. Wir könnten eine Erkrankung also regelrecht erlernen. Zum Beispiel, wenn unser Gehirn den Wetterumschwung mit Migräneattacken verknüpft oder Zugluft an einem Frühlingstag mit Heuschnupfen. In der Tat wird die Konditionierung in Zusammenhang mit Allergien intensiv erforscht. Nicht nur das Nervensystem, sondern auch das Immunsystem kann konditioniert werden – es reagiert auf Reize mit bestimmten Reaktionen. Bei Allergien sind diese Reaktionen »überschießend«. Wenn also Reaktionen des Körpers erlernt und falsch gelernt werden können, lassen sich diese auch Umlernen und durch neue angemessene Reaktionen ersetzen.

Erwartungshaltung und Konditionierung, also ein spezieller mentaler Zustand und unbewusstes Lernen bzw. Verknüpfungen durch Vorerfahrungen, sind die wesentlichen Bestandteile des Placebo-Effekts. Wenn ein Mensch mit dem guten Verlauf einer Behandlung rechnen kann, er also glaubt, dass es ihm anschließend besser gehen wird, aktiviert das sein Belohnungszentrum. Das Gehirn und in weiterer Folge der Körper versuchen diese Erwartung vorwegzunehmen bzw. ihr zumindest gerecht zu werden – sie wird zu einer selbsterfüllenden Prophezeiung.

Menschen brauchen sichtbare Konzepte und Ziele, die ihnen die Orientierung im Leben erleichtern. Sie spielen besonders im Umgang mit Krankheiten und Behandlungsformen eine große Rolle, da sie unserem Leben Sinn und Kurs verleihen. Dies bestätigte sich auch in einer mittlerweile klassischen Studie von Lawrence D. Egbert – damals Anästhesist am Massachusetts Medical Hospital in Boston, USA – und seinem Team. Sie untersuchten zwei Gruppen von Patienten, denen eine Bauch-Operation bevorstand. Bei der experimentellen Gruppe nahm man eine ausgedehnte Visite vor. Dabei wurde den Patienten erklärt, dass Schmerzen nach der OP normal und zu erwarten sind, die Patienten aber selbst dazu beitragen könnten, diese zu vermindern, und sie jederzeit die Schwester rufen können, wenn sie ein Schmerzmittel benötigten. Bei der Kontrollgruppe führte man im Gegenzug nur eine kurze Standardvisite ohne viele Informationen durch. Das Ergebnis war verblüffend: Die Versuchsgruppe benötigte tatsächlich nur halb so viele Schmerzmittel wie die Kontrollgruppe.

Bei Naturvölkern beobachtet man, wenn ein Mitglied der Gemeinschaft erkrankt ist, schamanische Heilzeremonien, die dem ganzen Dorf die Gelegenheit geben, Unterstützung und Anteilnahme mit dem oder der Leidenden zu zeigen, zum Beispiel durch Orakeltechniken, Trancezustände oder schamanische Reisen. Aber welche Bedeutung haben diese Rituale für die Patienten? Es gibt ihnen ein Gefühl der Kontrolle über eine Erkrankung, dazu kommen verschiedene Dimensionen von Erwartungshaltung und Bedeutung. Die Idee, dass Patienten eigenverantwortlich ihre Erkrankung kontrollieren können, können Sie selbst oder Ihr Arzt aufbringen. Untersuchungen belegen, dass sich aktive Bewältigungsstrategien bei Patientinnen nachhaltig positiv auf den Heilungsprozess und die Gesundung auswirken und das individuelle Empfinden von Leid vermindern.

Dazu gibt es eine interessante Studie von Ulrich Weger, Psychologieprofessor an der Universität Witten-Herdecke, zum Thema Entscheidungsfreiheit. Hintergrund war die Feststellung, dass, wer eine Entscheidung getroffen hat, anschließend aktiv verschiedene psychologische Mechanismen in Bewegung setzt, die ihn in seiner Entscheidung bestärken und unangenehmes Grübeln zu vermeiden helfen. Professor Weger fragte sich, ob dieses Konzept der freien Entscheidung und der damit verbundenen Motivation auch auf die Arzt-Patienten-Beziehung übertragbar wäre. Kann ein Arzt, der seinem Patienten die Möglichkeit gibt, über Behandlungsoptionen mitzuentscheiden, sich diese kraftvollen psychologischen Prozesse zunutze machen? Kann Selbstbestärkung dazu führen, dass der Patient zuversichtlicher auf seine Gesundung vertraut und so die Medikamente besser wirken oder er weniger Schmerzen hat? Um das zu testen, stellte man zwei Gruppen von Probanden drei Lebensmittel vor, die angeblich die Gedächtnisleistung steigern. Eine der Gruppen hatte die freie Wahl, sich eines von ihnen auszusuchen, das ihnen anschließend bei einem Gedächtnistest helfen sollte. Den Teilnehmern der anderen Gruppe wurden die Lebensmittel zugewiesen. Dann folgte der Test, bei dem man sich an bestimmte Wörter erinnern sollte. Die Gruppe, die sich die leistungssteigernden Substanzen selbst ausgesucht hatte, schnitt bei dem Gedächtnistest sehr viel besser ab als die andere. Das Ergebnis macht deutlich, wie elementar Mitsprache und Wahlfreiheit auf Patientenseite den Erfolg einer Therapie begünstigen können.

Wie wir nun gesehen haben, zeigt der aktuelle Stand der Forschung, dass die Wirkung von Placebos beeindruckende Ergebnisse bringt, was wiederum belegt, wie stark die Wirkung unserer Gedanken auf unsere Heilung sein kann. Dass Gedanken eine wirkungsvolle Medizin sein können, ist aus Sicht der Placebo-Forschung ein Faktum.

Wir wissen, dass Placebos besser funktionieren ...
- je stärker das empfundene Leid ist,
- wenn Schmerzen chronisch geworden sind,
- wenn sie möglichst spektakulär verabreicht werden.

Außerdem wirken zwei oder mehr Scheintabletten besser als eine, rote besser als weiße, sehr kleine oder große besser als mittelgroße. Rote und gelbe sind gut gegen Depression, weiße gut gegen Schmerz, Allergie und Asthma, Kapseln besser als Tabletten bei Migräne, Schwindel und Infektionen. Und eine Injektionsspritze wirkt um fünfundvierzig Prozent stärker als eine Tablette. Für die ärztliche Praxis ist dies wie ein Widerspruch, möchte der Arzt doch die tägliche Tabletteneinnahme verringern und dem Patienten Injektionen zugunsten von oralen Medikamenten ersparen.

Aber funktioniert der Placebo-Effekt auch bei allen Krankheiten? Und wo genau im Körper nimmt er seinen Ursprung? In der Tat gibt es Hinweise darauf, dass die eigene Heilwirkung bei einigen Erkrankungen stärker wirkt als bei anderen, nämlich bei Krankheiten ...
- die mit dem Immunsystem zusammenhängen (wie Allergien, Diabetes, Colitis),
- bei neurologisch-psychischen Beschwerden (wie Angst, Depression, Parkinson),
- kardialen Problemen (wie Angina Pectoris),
- Atembeschwerden (wie Asthma)
- und ganz besonders Schmerz.

Fortgeschrittene Alzheimer-Patienten sind leider eine Patientengruppe, bei der die Placebo-Wirkung nicht greift. Man weiß aus Hirn-Scans, dass der Stirnlappen, der bei Demenz stark in Mitleidenschaft gezogen wird, eine wichtige Rolle beim Placebo-Effekt spielt – dort sitzt die kognitive Erwartungshaltung.

Zu manchen schweren Erkrankungen ist kein wissenschaftlich-fundiertes Urteil möglich, da Placebo-Kontrollen, zum Beispiel bei Krebspatienten, aus ethischen Gründen nicht durchgeführt werden. Krebs steht aber in einem starken Zusammenhang mit dem Immunsystem. Daher ist es nicht so abwegig, dass auch hier der Placebo-Effekt mitwirkt und der Glaube manchmal Berge versetzen kann.

Wenn Sie aufgrund meiner Beispiele denken, der Placebo-Effekt wäre auf den Bereich der Medizin beschränkt, dann werden Sie folgende Beispiele überraschen. Für das Wissenschaftsmagazin *Newton* des öffentlich-rechtlichen österreichischen TV-Senders ORF1 habe ich ein interessantes Experiment durchgeführt. Einem Crossfit-Leistungssportler aus Wien, der mich nicht kannte, habe ich als Hirnforscher ein neues legales Dopingmittel aus den USA vorgestellt. Dazu habe ich rote Tropfen mit Wasser vermischt und mit einem weißen Arztkittel bekleidet von Untersuchungen der Harvard University und dem Energiestoff Adenosintriphosphat erzählt. Sie werden es schon ahnen: In dem Getränk war nichts außer Wasser und Lebensmittelfarbe. Ich erklärte ihm mit dem Brustton der Überzeugung und einem freundlichen Blick, die Substanz sei so ähnlich wie Kreatin – ein beliebtes Nahrungsergänzungsmittel, nur bereits nach zehn Minuten wirksam. Als er mir berichtete, er hätte mal Kreatin probiert, aber es habe nicht geholfen, sah es nicht so gut für den Ausgang des Gedankenkraft-Experiments aus. Ich habe noch mal in der Trickkiste der Imaginationen gewühlt und gemeint, manche Athleten berichteten von einem leichten Ziehen der Muskeln. Als er ein solches Ziehen tatsächlich in seinen Armen spürte, wusste ich: Die Sache wird gut ausgehen. Nach zehn Minuten steigerte er die Anzahl, sich an Ringen hochzuziehen, von neun vor dem Getränk auf nun elf danach. Das entspricht einer Verbesserung der sportlichen Performance von über zwanzig Prozent allein durch die vorteilhafte Erwartungshaltung. Als er die Auflösung des Experiments erfuhr und darüber informiert wurde, dass es nur Wasser mit Lebensfarbe war, reagierte er glücklicherweise nicht böse oder enttäuscht, sondern verblüfft über die zusätzlichen Kraftressourcen, die noch in ihm steckten.

Im Jahr 2007 haben Alia J. Crum und Ellen J. Langer an der Harvard University die sogenannte *Zimmermädchen-Studie* veröffentlicht. Insgesamt vierundachtzig Zimmermädchen in verschiedenen Hotels bekamen entweder die Information, dass sie durch ihre Arbeit einer gesunden körperlichen Aktivität nachgingen, oder sie bekamen diese Information nicht. Einen Monat später kam die erstaunliche Auswertung: Die informierten Zimmermädchen empfanden das Aufschütteln von Betten und das Schrubben von Bädern tatsächlich als Sport und zeigten rund einen Kilogramm weniger Körpergewicht, einen geringeren Body-Mass-Index, weniger Körperfett, ein vorteilhafteres Hüfte-Taille-Verhältnis und einen um etwa zehn Punkte geringeren systolischen Blutdruck. Mit anderen Worten: Allein der Gedanke, eigentlich etwas Gesundes zu machen, hat die Physiologie des Körpers verändert – ohne etwas an der Tätigkeit selbst oder dem Lebensstil zu ändern.

Jahre zuvor hat Ellen J. Langer bereits für Furore gesagt. In einem berühmten Experiment lud sie Anfang der Achtzigerjahre Herren über siebzig in ein ehemaliges Kloster in New Hampshire ein. Dort war alles so eingerichtet wie zu jener Zeit, als die Probanden zwanzig Jahre jünger waren. Magazine, Musik und Fernsehfilme, die Nostalgie wurde hochgehalten. Doch nicht nur das: Die Männer sollten sich über die Ereignisse jener Zeit so unterhalten, als fänden sie aktuell statt. Es war eine so realistisch wie irgendwie möglich inszenierte Zeitreise. Auch die übliche Versorgung blieb aus: Die Bewohner mussten sich selbst um ihren Alltag wie Mahlzeiten kümmern. Nach sieben Tagen zeigte sich: Die Probanden waren beweglicher und schnitten in den Hör-, Seh- und Intelligenztests deutlich besser ab als die Kontrollgruppe. Altern ist auch eine Frage der mentalen Einstellung!

Im Jahr 2016 hat Ellen J. Langer eine weitere Studie zu Diabetes-Typ-II-Patienten publiziert. Diese Patienten zeigen einen typischen Verlauf des Blutzuckerspiegels. Die US-Psychologin wollte wissen, ob die subjektiv wahrgenommene Zeit Einfluss auf diesen körperlichen Prozess hat. Dazu hat sie siebenundvierzig Diabetiker ins Harvard-Labor gebeten, die in drei Gruppen unterteilt worden sind. Jede Gruppe hatte die Aufgabe, sich eineinhalb Stunden lang mit Computerspielen zu beschäftigen, wobei diese alle fünfzehn Minuten gewechselt werden sollten. Die Probanden glaubten, es ginge um die Denkleistung. In Wahrheit gab es für jede Gruppe eine Uhr, die anders lief. Eine Gruppe hatte eine normal funktionierende Uhr, eine Gruppe eine Uhr, die um die Hälfte langsamer tickte, und die letzte Gruppe eine Uhr, die doppelt so schnell lief. Es vergingen also je nach Uhr in Wahrheit fünfundvierzig, neunzig oder hundertachtzig Minuten. Das Verblüffende: Der Blutzuckerspiegel glich sich der wahrgenommenen Zeit an. Verging die Zeit langsamer, sank auch der Blutzucker langsamer. Verging sie schneller, fiel der Blutzucker rasant ab. Auch hier also beeinflussten Gedanken die Physiologie auf sehr tiefgreifende Art und Weise.

Von Alia J. Crum, die später an der Yale University in den USA tätig war, kam auch eine andere bemerkenswerte Studie zur Macht der Gedanken. In einer Publikation aus dem Jahr 2011 berichtete sie mit Kollegen von einer Studie. Die Probanden bekamen einen Milchshake mit 308 kcal, wobei eine Gruppe dachte, der Milchshake wäre eine Kalorienbombe mit 620 kcal, und die andere Gruppe von einem Light-Milchshake mit nur 140 kcal ausging. Nach dem Konsum wurde das Hormon Ghrelin gemessen, das Hungersignale hervorruft. Je niedriger der Ghrelin-Wert ist, desto niedriger ist der Hunger und desto höher ist das Sättigungsgefühl. Versuchspersonen, die den Milchshake mit 620 kcal getrunken haben, hatten einen stärkeren Abfall an Ghrelin als die, die von einem Milchshake mit 140 kcal ausgingen.

Sie sehen: Die Idee, sich sportlich zu betätigen, die subjektive Wahrnehmung von Zeit, das Gefühl von Sättigung nach einem Milchshake – all das wirkt über den Kopf auf den Körper. Diese spektakulären Ergebnisse erfordern ein radikales Umdenken: Placebo-Effekte sind keine unspezifischen Reaktionen. Gedanken steuern gezielt physiologische Reaktionen in die gedachte oder vorgestellte Richtung. Der Kopf versucht im Körper das zu verwirklichen, was er gerade denkt.

Wer heilt, hat nicht immer recht

WAHRHEIT ODER IRRTUM – HÄTTEN SIE ES GEWUSST?

Ich möchte noch einmal auf das Thema »Beten« zurückkommen, denn ich habe noch nicht alle Karten auf den Tisch gelegt. Folgende Untersuchung könnte bei dem einen oder anderen von Ihnen für Gänsehaut sorgen. Im Jahr 2001 wurde im anerkannten *British Medical Journal* eine erstaunliche Studie veröffentlicht – mit einem noch erstaunlicheren Ergebnis. Professor Leonard Leibovici des Rabin Medical Centers in Israel hat dazu den Einfluss von Fürbitten anderer Personen auf den Krankheitsverlauf von 3.393 Patienten mit Blutkreislaufinfektionen gemessen. Drei Faktoren wurden verglichen: die Anzahl der Todesfälle im Krankenhaus, die Länge des Krankenhausaufenthalts vom Tag des ersten Befundes bis zur Entlassung oder dem Tod und die Dauer des Fiebers. Wenn Sie meinen, es wäre erstaunlich, dass das Beten für andere laut dieser Studie doch hilft, dann halten Sie sich fest! Es war nicht nur der Krankheitsverlauf – also die Dauer des Krankenhausaufenthaltes und des Fiebers – gemäßigter, die Krankheitsfälle lagen sogar vier bis zehn

Jahre zurück. Das heißt, die Fürbitten wirkten über Raum und Zeit hinweg in die Vergangenheit.

Gleich vorweg: Wir müssen die Lehrbücher nicht neu schreiben. Diese Arbeit wurde von der wissenschaftlichen Gemeinschaft zurecht aufgrund methodischer Mängel kritisiert. Wissenschaft ist keine einfache Sache. Vom Setting der Studie bis zur Auswertung gilt es viel zu beachten. Und dann kommt noch dazu, dass, genau wie eine Schwalbe noch keinen Frühling macht, auch eine einzelne Studie noch nichts beweist. In der Statistik gibt es den beliebten Begriff der Signifikanz. Er drückt aus, dass ein beobachtbarer Unterschied mit einer Wahrscheinlichkeit von mindestens fünfundneunzig Prozent echt ist. Das bedeutet: In fünf von hundert Fällen beruht das Ergebnis einer Studie auf purem Zufall. Bei der Arbeit von Leibovici handelt es sich um eine nicht wiederholte Beobachtung bereits vorhandener willkürlich ausgewählter Daten, die im Widerspruch zu anderen Ergebnissen und zur wissenschaftlichen Plausibilität stehen.

Wenn es um das Thema »Wissenschaft« geht, sind Studien das Beste, was wir haben. Aber nehmen Sie nicht jedes einzelne Ergebnis für bare Münze. Wichtig ist immer, dass die Ergebnisse wiederholbar sind und auch logisch zum Gesamtzusammenhang anderer Erkenntnisse passen. Persönliche Vorlieben und Wünsche haben dabei nichts verloren. Die meisten Menschen mögen Wissenschaft. Vor allem über Dokumentationen im Fernsehen holen wir uns gerne die Wildnis ins Wohnzimmer oder informieren uns in Zeitschriften über neue Erkenntnisse zu Beziehungen und Flirts. Wissenschaft ist beliebt, wenn sie eine gewisse Harmlosigkeit nicht überschreitet und die Erkenntnisse wunderbar in unser bisheriges Denken passen. Davor sind übrigens auch Wissenschaftlerinnen nicht gefeit. Unser Gesicht legt sich erst dann in Sorgenfalten, wenn die Ergebnisse unser Weltbild in Frage stellen. Im Mittelalter gab es dafür sogar Gerichtsverfahren und Todesurteile. Heute ist es nicht mehr ganz so schlimm, statt Gefängnis oder Galgen sind es verbale Beleidigungen und Killerphrasen, die unliebsames Wissen wegfegen sollen. Im Gesundheitsbereich gibt es dazu eine klare Nummer eins unter den Totschlag-Argumenten, die schon seit vielen Jahren die Charts ohne ernste Konkurrenz anführt: »Wer heilt, hat recht.« Der Satz ist genial, denn was auch immer Sie entgegnen – Sie argumentieren länger und komplizierter und neigen eher dazu, sich zu rechtfertigen. Ich möchte es dennoch wagen.

Vielleicht kennen Sie jemanden, der mal mit dem Auto gefahren ist, ohne sich anzuschnallen, und dem glücklicherweise nichts passiert ist. Möglicherweise hat Ihr Nachbar mal 50.000 Euro im Lotto gewonnen. Und es kann durchaus sein, dass Sie mal zu einer Prüfung angetreten sind, ohne viel gelernt zu haben, und sie trotzdem mit Bravour bestanden haben, weil genau die richtigen Fragen gestellt wurden. Wer immer, ohne sich anzuschnallen, Auto fährt, sein Monatsgehalt in Lottoscheine investiert und für Prüfungen generell nur wenig lernt, hat recht! Willkommen in einer Welt des Einzelfalls, ohne Statistiken und Wahrscheinlichkeiten. Sie sehen, wie absurd diese Sichtweise ist.

Wir neigen zur verzerrten Wahrnehmung. Was aus der Norm gerät, fällt unserem Gehirn mit Garantie auf und wird bevorzugt abgespeichert. Darum ärgern wir uns, wenn die Wettervorhersage nicht gestimmt hat und wir durchnässt beim Treffen ankommen. »Die Wettervorhersagen stimmen nie«, denken wir uns. Außerdem waren die Verkehrsbetriebe auch »wie immer« unpünktlich. Die Schlussfolgerung, zukünftig jeden Wetterbericht zu missachten oder die Fahrpläne der Busse und S-Bahnen zu ignorieren, wäre langfristig nachteilig für uns – wir würden öfter nass werden und zu spät kommen. Vertrauen Sie der Wissenschaft und ihrer Wahrscheinlichkeiten und lassen Sie sich nicht vom Einzelfall täuschen!

Fernöstliche Heilverfahren, Homöopathie und die Kunst der Berührung durch Reiki liegen voll im Trend. Schauspieler wie Richard Gere suchen Tenzin Choedrak, den Leibarzt für tibetische Medizin des Dalai Lama, auf. Durch Atemübungen, Handauflegen und rechte Lebensführung soll Gesundheit erlangt werden. Ich zeige Ihnen nun anhand von Studien, was die Wissenschaft zu den einzelnen Methoden sagt und welche Rolle Ihr Gehirn dabei spielt. Ob Sie den Regenschirm daheim lassen oder mitnehmen, bleibt natürlich Ihnen überlassen!

Sie haben bereits einiges über Entspannung, Placebo-Effekt und gesunde Gedanken gelesen. Nun habe ich eine kleine Aufgabe für Sie, die wieder ein wenig an *X-Factor* erinnert:

Notieren Sie sich zunächst auf einem Blatt Papier, was Sie über folgende Methoden denken: Akupunktur, Akupressur, Homöopathie und Reiki. Wahr oder falsch: Handelt es sich bei diesen Methoden um medizinische Therapien mit besonderer Wirkung oder um Placebos, also um reine Kopfsache? Beantworten Sie diese Frage für sich und begleiten Sie mich dann in die Welt der Wissenschaft alternativer Heilverfahren.

Es war der 26. Juli 1971. Der damalige US-Staatssekretär Henry Kissinger reiste in Begleitung des Journalisten James Reston nach China. Reston erlitt auf der Reise einen Blinddarmdurchbruch. Nach der Notoperation in Peking litt er an starken Schmerzen. Als der Arzt Li Chang-Yuan ihm fachgerecht Akupunkturnadeln setzte, lösten sich die Schmerzen in Luft auf. Diese Reise avancierte zur Geburtsstunde des Akupunktur-Kults in der westlichen Welt. Restons Artikel in der *New York Times* zu seinem Erlebnis in China – «Now, About My Operation in Peking«, auf Deutsch »Jetzt, über meine Operation in Peking« – weckte schnell das Interesse der breiten US-Bevölkerung an der Traditionellen Chinesischen Medizin. Schon im Jahr 1972 begann auch die österreichische Akademie der Ärzte, das Wissen zur Akupunktur professionell an Mediziner weiterzugeben.

Der wahre Ursprung dieser Methode liegt allerdings weit zurück. Vor rund 5.000 Jahren stellten sich die alten Chinesen die Frage, nach welchen Gesetzen der Kosmos funktioniert und was sich daraus an Wissen über die menschliche Gesundheit ableiten lässt. Die Traditionelle Chinesische Medizin (TCM) versuchte ein ganzheitliches Bild von Krankheit und Heilung nach den beiden Kräften Yin und Yang zu zeichnen. Wie Minus und Plus stehen die beiden in Wechselwirkung – im Großen des Universums genauso wie im Kleineren des menschlichen Körpers. Mit akribischer Genauigkeit wurden Meridiane und Akupunkturpunkte beschrieben, an denen die Energie, das *Qi*, fließt oder sich im Krankheitsfall staut. Im Grunde gibt es drei Arten von Qi, die wir durchaus medizinisch-physiologisch verstehen: Das Ursprungs-Qi entspricht unserer Genetik, das Atmungs-Qi der Sauerstoff-Versorgung und das Nähr-Qi der Ernährung. Die alten Chinesen sahen diese Formen von Qi in Kreisläufen zirkulieren, die an Modellen des menschlichen Körpers durch Punkte und Bahnen dargestellt werden. Mittels Nadeln lassen sich diese Zonen bearbeiten. Viele Ärzte bieten Akupunktur auch in Deutschland, Österreich und der Schweiz an und es gibt genug hilfesuchende Patienten, die dieser Heilmethode gegenüber aufgeschlossen sind.

Aber hilft Akupunktur wirklich? In Deutschland war man sich bei den gesetzlichen Krankenkassen uneins, ob Akupunktur-Behandlungen finanziert werden sollten. Zu Recht pochte man auf wissenschaftliche Wirknachweise. Die Antwort waren die größten Studien zur Akupunktur in der Medizingeschichte, die *gerac*-Studien (German Acupuncture Trials). Patienten mit Migräne, chronischen Rückenschmerzen sowie dauerhaften Gelenkschmerzen im Knie – ausgelöst durch Gelenkverschleiß – waren die Kandidatinnen für diese Untersuchungen.

Drei Gruppen wurden verglichen: Patientinnen, die »echte« Akupunktur, Scheinakupunktur (Akupunktur an falschen Punkten mit rein oberflächlicher Stichtiefe) und medizinische Standardtherapie zur Schmerzlinderung erhielten. Die Ergebnisse ließen spannende Einblicke erwarten: Bringt das Piksen mit der Nadel wirklich eine Verbesserung? Ist es wichtig, genau die Punkte zu treffen, die laut Lehrmeinung der TCM bedeutsam sind? Und wie schneidet Akupunktur im Vergleich zur herkömmlichen Therapie ab?

Akupunktur erzielte überragende Erfolge bei der Linderung chronischer Schmerzen. Bereits zehn bis fünfzehn Akupunktursitzungen halfen Migräne-Patientinnen ähnlich gut wie starke Medikamente. Bei Knie- und Rückenschmerzen hängte die Akupunktur sogar die klassischen medizinischen Therapien ab. Doch bevor nun Anhänger der TCM die Sektkorken knallen lassen, gibt es ein großes Aber: Es war nämlich egal, ob eine echte Akupunktur oder eine Schein-Akupunktur durchgeführt wurde. Und dieses Ergebnis ist für die Anhänger der Akupunktur blamabel, denn es zeigt: Die sündteuren Ausbildungen, in denen Medizinerinnen bis ins Detail die einzelnen Punkte büffeln müssen, um diese in Zusammenhang mit einem Krankheitsbild genau zu treffen, sind für die Katz. Irgendein Piks reicht und es kommt noch schlimmer, er muss nicht einmal tief unter die Haut gehen.

Doch auch bei der konventionellen Schmerztherapie dürfte kaum Feierlaune aufkommen, wenn sie sich so leicht von der Akupunktur »ausstechen« lässt. Fairerweise muss man sagen: Schmerz ist das Paradethema für Placebo-Effekte schlechthin, denn für die Schmerzlinderung besitzen wir alle eine innere Apotheke, die sich mit den richtigen Gedanken im Kopf vergleichsweise leicht öffnen lässt. Schade aus Sicht der Wissenschaft, dass *gerac* keine anderen, nicht mit Schmerz zusammenhängenden Leiden untersucht hat.

Was bedeuten diese Ergebnisse? Dass die exakten Punkte nicht so bedeutsam sind, zeigt, dass die Sache mit dem Qi doch mehr Fiktion als Fakt ist. Gravierender aber ist die Erkenntnis, dass die Nadel gar nicht richtig zustechen muss – die Vorstellung allein reicht. Und damit wissen wir, wo Akupunktur wirklich wirkt: im Kopf.

Seit einigen Jahren versuchen Wissenschaftlerinnen, die Wirkung von Akupunktur im Gehirn dingfest zu machen. Was passiert in verschiedenen Hirnregionen, wenn wir punktiert werden? Das limbische System – und allen voran die Amygdala – dürfte der Hauptdarsteller der Akupunktur sein. Während der Nadelstiche wird die Amygdala zunächst aktiviert, geht aber dann in eine tiefe Beruhigung über. Stressimpulse werden besänftigt. Ebenso wird der Hypothalamus, der in der Stressreaktion der Amygdala unmittelbar folgt, zur Ruhe gebracht. Die Akupunktur aktiviert auch das Ruhenetzwerk des Gehirns, jenen Modus, in dem wir tagträumen, unserer Kreativität freien Lauf lassen und Erholung finden. Der Präcuneus im hinteren Teil des Gehirns wird aktiv und sorgt für intensive innere Bilder. Unsere Vorstellungskraft wird also durch Akupunktur beflügelt. Zusätzlich werden auch schmerzstillende körpereigene Opiate, die Endorphine, als Reaktion auf Akupunktur im Gehirn fabriziert, hier ist das Belohnungszentrum maßgeblich beteiligt. Und einen Unterschied zwischen echter Akupunktur und einer Fake-Behandlung mit rein oberflächlichen Stichen dürfte es geben: Die Insula ist bei Ersterem besonders aktiv – die Körperwahrnehmung und damit die Sprache des limbischen Systems ist intensiver.

Akupunktur ist ein komplexes Thema. Sicher gibt es Effekte durch Verletzungen der Nadel im Gewebe, die physiologische Reaktionen hervorrufen. Eines lässt sich aber aus den wissenschaftlichen Untersuchungen wie *gerac* sagen: Der wahre Gewinner steht fest – es ist unser Gehirn. Denn Akupunktur wirkt tatsächlich punktgenau – und zwar vor allem in unserem Kopf.

Kommen wir also zum nächsten Punkt – Akupressur. Das Drücken von Akupunkturpunkten ist eine beliebte Selbsthilfe-Methode, vermutlich weil sie kinderleicht und ohne große Kenntnisse durchführbar ist. Druckreize auf die Haut werden als Impulse über das periphere Nervensystem ans Gehirn weitergeleitet und leiten eine Entspannungsreaktion ein. Darüber hinaus kann der Placebo-Effekt für Endorphine und damit Schmerzlinderung sorgen. Es gibt zahlreiche Studien zur Akupressur, aber: Diese sind in sich völlig widersprüchlich. Den meisten Untersuchungen muss man in Hinblick auf Methodik und Durchführung leider das Prädikat »mangelhaft« verleihen.

Chen und Wang haben im Jahr 2014 eine Übersichtsarbeit zur Effektivität der Akupressur bei Schmerz publiziert, für die fünfzehn Studien entsprechend hoher wissenschaftlicher Qualität näher untersucht wurden. Die Schlussfolgerung der Autoren: Akupressur reduziert Regel- und Arbeitsschmerzen, Schmerzen im unteren Rücken sowie chronische Kopf- und Verletzungsschmerzen. Ob allerdings die Punkte genau erwischt werden müssen, blieb offen.

Eine Sonderform der Akupressur verdient besondere Erwähnung, denn tatsächlich erweist sie sich als Superstar unter den allgemein bekannten psychologischen Interventionen. Es geht um die Klopf-Akupressur, konkret das Beklopfen von Akupunkturpunkten mit unseren Fingern. Bei der *Emotional Freedom Technique* (EFT) nach dem US-amerikanischen Therapeuten Gary Craig wird dies mit Affirmationen der Selbstakzeptanz begleitet. Eine typische Gesprächsformel wäre: »Auch wenn ich dieses Problem habe, liebe und akzeptiere ich mich, so wie ich bin.«

Vermutlich ahnen Sie es schon, auch hier führt der Kopf Regie. Wie bei der Akupunktur gilt: Es ist vollkommen egal, welche Punkte Sie klopfen. In Wahrheit kommt es auf die Überzeugungskraft und das Vorstellen des Problems als konkretes Bild an. Der Psychiater Michael Bohne aus Langenhangen bei Hannover gilt als der deutschsprachige Experte für psychotherapeutisches Klopfen und hat basierend auf seinen Erfahrungen jegliche Mystik und fernöstliche Aura aus der Methode entfernt. Sein Fazit aus der Behandlung von Tausenden Klientinnen und Patienten: Die Aufmerksamkeit auf zwei Dinge, das Problem und den Reiz durch das Beklopfen, löst im Gehirn Stress. Im Grunde ist es eine Expositionstherapie, durch das wiederholte Auseinandersetzen mit dem Problem, verknüpft mit Kontrastierung, also der Gegenüberstellung mit einer anderen neutralen oder sogar angenehmen Erfahrung. Dazu kommt der Aspekt Selbstwirksamkeit, denn wir können die Methode selbst ausführen und bekommen so das Gefühl, Kontrolle über unser Problem zu erlangen.

Viele wissenschaftliche Analysen zu diesem Thema stammen vom US-amerikanischen klinischen Psychologen David Feinstein. Der hauptsächlich studierte Anwendungsbereich liegt bei post-traumatischer Belastungsstörung und Angst. Dort beweist sich EFT als wirksames Selbsthilfekonzept. Die Datenlage für andere, insbesondere körperliche Erkrankungen ist dagegen dünn.

Wie EFT und Akupressur genau im Kopf wirken, ist nicht hinreichend untersucht. Die Ansicht, dass die Amygdala als Quelle der Stressantwort besänftigt wird, gilt als Favorit für eine mögliche Erklärung. Um es noch einmal zusammenzufassen: Akupressur und Klopfen haben nichts mit einem geheimnisvollen Qi oder ganz speziellen Punkten am Körper zu tun. Sie sind, wie auch ihre große Schwester Akupunktur, primär Phänomene unserer Gedankenwelt.

Was sagen Sie eigentlich zur Homöopathie? Wenn Sie repräsentativ für die Bevölkerung in Deutschland, Österreich und der Schweiz sind, dann werde ich jetzt bei rund der Hälfte von Ihnen wohlwollendes Kopfnicken ernten. Homöopathie ist populär. Aber wirkt sie, und wenn ja, wie?

Die Idee hinter dieser Methode, die auf den deutschen Arzt und Schriftsteller Samuel Hahnemann aus dem Jahr 1798 zurückgeht: Eine Arznei heilt die Beschwerden an Kranken, die denen ähnlich sind, die sie selbst an gesunden Menschen hervorrufen kann. Dabei wird dieser Stoff extrem verdünnt, in der Sprache der Homöopathen *potenziert*. Von Hahnemann wird die C30-Potenzierung empfohlen, sie ist nach wie vor Standard bei vielen homöopathischen Produkten. Dabei wird dreißig Mal um den Faktor 1:100 verdünnt.

Für die mathematisch Interessierten unter Ihnen: In einer C30-Zubereitung liegt die Wahrscheinlichkeit, in einem Arzneimittelfläschchen ein Molekül der Urtinktur zu finden, bei etwa eins zu zehn hoch sechsunddreißig – also einer eins mit unvorstellbaren sechsunddreißig Nullen. Zum Vergleich: Würde Sie in jeder Apotheke Deutschlands, Österreichs und der Schweiz je 2.000 Fläschchen eines bestimmten Homöopathikums aufkaufen, dann dürften Sie sich freuen: Denn in einer Flasche würden Sie statistisch gesehen ein Molekül des mutmaßlichen Wirkstoffs finden.

Mit anderen Worten: Auch wenn es hart klingen mag, chemisch gesehen ist in einem homöopathischen Medikament kein Wirkstoff enthalten. Dass ein homöopathisches Mittel in Österreich dennoch als Arzneimittel gilt, ist nur als medizinisches Kuriosum und Politikum zu verstehen.

Vielleicht werden Sie mir nun entgegenhalten, dass die Wirkung nichts mit Chemie zu tun hat. Wirkt Homöopathie vielleicht über irgendwelche Energien, die in der Flüssigkeit gespeichert sind? In dem Fall müsste das homöopathische Präparat im Vergleich zu einem Placebo-Produkt, das nie mit der Ursprungssubstanz zu tun hatte, besser abschneiden.

Schauen wir uns also an, was Analysen zahlreicher Studien zur Homöopathie sagen.

Bereits im Jahr 2005 veröffentlichte die renommierte medizinische Fachzeitschrift *The Lancet* eine vieldiskutierte Arbeit: Matthias Egger von der Universität Bern und seine Kollegen verglichen hundertzehn Placebo-kontrollierte, randomisierte Studien zur Homöopathie mit hundertzehn konventionellen medizinischen Studien, die bezüglich der Erkrankung und dem Behandlungsziel vergleichbar waren. Das Ergebnis: Bei größeren hochwertigen Studien zeigte sich kein Effekt im Vergleich zur Kontrollgruppe.

Es gibt eine weitere große Analyse vom National Health and Medical Research Council (NHMRC), dem höchsten Gremium für medizinische Forschung in Australien. Die Forscher des NHMRC publizierten im März 2015 eine umfangreiche Analyse, für die sie verschiedene Übersichtsarbeiten durchforsteten. Das Ergebnis: Es gibt keinen wissenschaftlichen Beweis, dass homöopathische Behandlungen effektiver als Placebo-Behandlungen sind.

Auch wenn einzelne kleine Studien vereinzelt ein positives Ergebnis zeigen und sich die Homöopathie-Gesellschaften vehement dagegen wehren, belegt die überwiegende Anzahl der wissenschaftlich seriösen Studien: Homöopathische Präparate sind Placebos – und ziemlich teure noch dazu! Im Jahr 2018 wurden in Deutschland mit Globuli und ähnlichen Präparaten 670 Millionen Euro umgesetzt. Das ist ungefähr dieselbe Summe wie für Kartoffelchips. Der Fairness halber muss gesagt werden, dass im Vergleich Homöopathie sicherlich gesünder ist als das Knabberzeug – schon allein, weil es in geringeren Mengen konsumiert wird.

Nach einem Boom machen viele akademische Einrichtungen jetzt kehrt und ziehen die Notbremse, die Medizinische Universität Wien hat das Wahlfach Homöopathie vor Kurzem gestrichen – mit der Begründung, die Lehrveranstaltung sei nicht mit der Wissenschaft vereinbar. Ähnliche

Wege gehen die Medizinischen Universitäten in Graz und Innsbruck, auch dort sind Lehrveranstaltungen zur Homöopathie verpönt. Lediglich in Linz ticken die Uhren etwas anders, die MedUni Linz bietet aufgrund studentischer Nachfrage das Wahlmodul »Komplementärmedizin« an, verspricht allerdings eine kritische Auseinandersetzung.

Ein beliebtes Argument von Homöopathie-Fans streut immer wieder Verwirrung: Auch Tiere sprechen auf Homöopathie an. Das ist aber ein Mythos, denn die Beweise für eine erfolgreiche Anwendung im Veterinärbereich sind mehr als fraglich. Studien, die Effekte bei Tieren zeigen, sind reine Beobachtungsstudien in kleinem Rahmen, wobei vor allem subjektive Eindrücke statt Laborwerte einbezogen wurden. Keine einzige Studie, die Homöopathie bei Tieren beweisen wollte, konnte in ihrem Ergebnis wiederholt werden. Homöopathie beruht auf einem Placebo-Effekt und ist damit reine Kopfsache. Dass diese Erkenntnis manchen sauer aufstößt, ist bedauerlich, ändert aber nichts an den klaren Fakten.

Abschließend möchte ich noch erwähnen, dass die hirngerechte Inszenierung einer Substanz, die Gleiches mit Gleichem bekämpfen soll, unsere Imagination beflügelt und die Erwartungshaltung aktiviert. Durch die Homöopathie werden wir auch daran erinnert, wie wichtig ein ausführliches Arzt-Patienten-Gespräch ist. Denn die Homöopathin nimmt sich ausführlich Zeit für den Patienten und seine Lebensgeschichte. Es handelt sich um eine »Mini-Psychotherapie«. Das sind gute Gründe, die Homöopathie nicht zu verteufeln, sondern die Prinzipien dahinter für eine bessere Medizin zu nutzen: Ohne Beziehungsebene und die Macht der Gedanken lassen Ärzte viel Heilpotenzial auf der Straße liegen.

Der nächste und letzte Kandidat unseres X-Factor-Tests ist *Reiki*, also das gezielte Auflegen der Hände auf den Körper. Vielleicht zeigt wenigstens das Wirkung, die über den Placebo-Effekt hinausgeht, werden Sie sich vielleicht denken. Zunächst die ernüchternde Bilanz: In wissenschaftlichen Studien konnte bislang keine krankheitslindernde Wirkung von Reiki nachgewiesen werden. Eine britische Studie ergab, dass Reiki bei Ängsten, Schmerz oder diabetischem Nervenleiden nicht besser hilft als eine Scheinbehandlung. In einer randomisierten Studie mit hundert Patientinnen mit Muskelschmerzen zeigten Ärzte der Universität Washington, dass es keinen Unterschied machte, ob sie von einem Schauspieler, der sich als Reiki-Therapeut ausgab, oder vom Reiki-Meister »behandelt« wurden.

Können Handaufleger wenigstens die Energie von Klienten wahrnehmen? Bereits im Jahr 1998 wurde eine Studie zu dieser Frage publiziert. Den Handauflegern wurden die Augen verbunden, eine Hand war nahe am Patienten, die andere nicht. Im Versuch mussten die Handaufleger sagen, welche Hand dem Patienten nah war und welche nicht. Das Ergebnis dieses Experiments: Wenn die Handaufleger den Patienten wahrnahmen, war es bloßer Zufall. Ein kurioses Detail am Rande: An der Studie war unter anderem die damals erst elfjährige Schülerin Emily Rosa als Co-Autorin beteiligt.

Im Jahr 1999 wurden achtunddreißig Artikel zum Thema »therapeutische Berührung« analysiert. Die meisten Studien gehen von einem Effekt durch Berührung aus. Die Effektstärke – also das statistische Maß für die Größe der Wirkung – war allerdings eher bescheiden.

Insgesamt ist Reiki eine sehr einfache Methode, die auf der Wirkung von tatsächlicher oder auch nur vorgestellter Berührung beruht. Sie liefert kleine, immerhin aber messbare Effekte im Vergleich zu Kontrollgruppen. Auch hier spielt also unser Kopf die Hauptrolle, die Berührung ist quasi Mittel zum Zweck, um Vertrauen und Entspannung zu erzielen. Was bei Reiki, aber auch bei Akupunktur, Akupressur und Homöopathie hirnchemisch genau passiert, sehen wir uns im Laufe des nächsten Kapitels an.

IHR GEHIRN IST IHR GURU

Kennen Sie die *Quantenheilung*? Diese Methode wurde Ende der 1980er-Jahre durch den Chiropraktiker Frank Kinslow entwickelt. Der Behandelnde berührt dabei den Körper des Behandelten an zwei Punkten, um – so die Annahme – sein Quantenfeld einzugrenzen, während der Klient an den gewünschten Gesundheitszustand denkt. An der Europa-Universität Viadrina in Frankfurt an der Oder wurden – im Zuge einer Doktorarbeit von Manuela Pietza – Patienten, die auf einen Psychotherapie-Platz warteten, vor und unmittelbar nach der Behandlung sowie zwölf Wochen später auf Basis standardisierter Fragebögen zu ihrer bio-psycho-sozialen Gesundheit befragt. Das Ergebnis: eine Verbesserung von Lebensqualität, Zufriedenheit und Schmerz.

Allerdings muss ich alle Fans der Quantenheilung enttäuschen: Weder sind hier quantenphysikalische Phänomene ausschlaggebend noch ist diese Technik das neue Wundermittel für rasche ungeahnte Heilung. Die Gründe, warum die Methode einen gewissen Erfolg vorweisen kann, sind rein neurobiologischer Art. Wenn wir mit unserer gestressten Psyche und unserem gestressten Körper Hilfe suchen, dann ist uns eines zu Beginn ganz besonders wichtig: Vertrauen. Während wir uns bei jemandem, der inkompetent und unsympathisch wirkt und dessen Methode uns rein gar nicht behagt, förmlich sperren, beginnt eine Veränderung im Kopf: Unser Hypothalamus fabriziert fleißig Oxytozin. Dieses Molekül, für dessen Isolierung im Gehirn der US-amerikanische Biochemiker Vincent du Vigneaud im Jahr 1955 den Nobelpreis bekam, ist Ihnen vielleicht schon einmal als Treue- und Kuschelhormon begegnet. Oxytocin ist für die Bindung zwischen Mutter und Säugling und für den Milchfluss der Mutterbrust verantwortlich. Es wird bei angenehmen Körperkontakten wie Umarmungen und Streicheln ausgeschüttet und gilt insgesamt als vertrauensfördernd. Den

Promi-Status unter den Hormonen hat es erlangt, weil es Männer ihre eigene Partnerin als attraktiver und potenzielle Nebenbuhlerinnen weniger attraktiv erscheinen lässt.

Zu Oxytozin gibt es aber noch etwas, das Sie unbedingt wissen sollten und das Ihr Verständnis für die Wirkung mancher Heilstrategie erweitern wird: Oxytozin ist der natürliche Gegenspieler des Stresshormons Kortisol. Das bedeutet: Wenn wir in einen Coach, Heiler oder Therapeuten und dessen Methodenwahl Vertrauen fassen, geht der Stresspegel rasant runter. Und das verbessert in weiterer Folge unseren Gesundheitszustand und unser Wohlbefinden. Ob wir unsere Zeit und unser Geld dabei dem schamanischen Trommelklang, dem Urschrei oder dem Auflegen von Heilkristallen widmen, ist völlig nebensächlich.

Bekannt ist dieses Phänomen aus der Psychotherapie. Dort streiten sich verschiedene Schulen auf mehr oder weniger akademische Art, wer denn die Methode der Wahl für sich gepachtet hat. Dabei prallen völlig gegensätzliche Ansätze aufeinander. Kognitive Verhaltenstherapie zum Beispiel fokussiert auf die verstandesgeleitete Neubewertung von Situationen und übt mit dem Patienten neue Verhaltensweisen ein. Die Psychoanalyse wiederum glaubt an die Macht der Ursachen im Unbewussten, will diese Geheimnisse, meist aus der frühen Kindheit, aufdecken und so heilen. Die Studien zeigen: Keine Psychotherapie-Form ist grundsätzlich besser oder schlechter. Alle Wege führen nach Rom, wenn auch nicht jeder Weg für jeden Patienten der richtige ist.

Egal ob Psychotherapie, Energetik oder heilpraktische Maßnahmen ergriffen werden, ein guter Teil der Menschen wird darauf ansprechen und zufrieden nach Hause gehen. Es gibt eine erste schnelle Linderung, die bei allen Methoden auftauchen kann, und zwar mit Verbesserungen von dreißig bis siebzig Prozent. Dieses Phänomen wird durch die *Common factors theory* beschrieben. Es ist eine Spielart des Placebo-Effekts. Dabei wird folgende Kette der Selbstheilung in Gang gesetzt: Vertrauen steigert Oxytozin, das wiederum Kortisol senkt und körpereigene Opiate – die Endorphine – sowie den Stimmungsmacher Serotonin erhöht. Endorphine lindern Schmerzen, körperliche wie seelische, Serotonin wiederum sorgt für Zufriedenheit und Ruhe, aber auch einen gesunden Schlaf. Dieser Dominoeffekt ist eine regelrechte Kaskade der Gesundung und des Wohlbefindens. Oxytozin sorgt für rasche Effekte und ist damit so etwas wie das »Hormon der Wunderheilung«.

Bevor Sie jetzt das Buch enttäuscht weglegen und meinen, da ohnehin alles gleich über Oxytozin wirkt, ist keine Wissenschaft der Selbstheilung mehr notwendig, muss ich ein großes Aber einwerfen. Denn dieser erste Effekt durch die Beziehung zwischen Patientin/Klientin und Therapeutin/Heilerin ist nur der erste Schritt von zwei möglichen. Für Menschen mit milden bis mittleren Beschwerden kann dieser Effekt auch ausreichen, aber in der Regel braucht es langfristig mehr als einen Oxytozin-Schub.

Die Spreu vom Weizen trennt sich über diesen ersten schnellen Sieg hinaus. Wenn es nämlich darum geht, nachhaltig Veränderungen in der Psyche und in der Gesundheit zu erzielen, sind nicht alle Ansätze gleich. Da unterscheidet sich wissenschaftlich fundierte Therapie von Engelsprays und die Top-Therapeutin von der mittelmäßigen. Sie können sich das vorstellen wie eine Wettfahrt zwischen einem Porsche und einem Smart. Auf einer Strecke von 5 cm sind die Unterschiede marginal, aber auf einer 500 km langen Autobahn hängt der Porsche den Smart ab, sofern keine Autopanne oder Unfall der Siegesfahrt ein plötzliches Ende beschert.

Zurück zu Quantenheilung. Dass sie unmittelbar die selbst eingeschätzte Lebensqualität verbessert, ist nach den Einblicken mit dem Oxytozin weder überraschend noch bemerkenswert. Die Reaktion ist immer dieselbe: Die Klientin hat Vertrauen, Oxytozin, Endorphine und Serotonin gehen rauf, Kortisol geht runter. Wenn man sich ein wenig mit Patienten beschäftigt, fühlen sie sich besser, als wenn man gar nichts tut. Das ist eigentlich eine Trivialität. Wer vertraut, wird eine Linderung wahrnehmen. Was nach sechs Monaten oder zwei Jahren ist, steht auf einem anderen Stern, denn der Oxytozin-Schub geht zurück und tieferliegende Probleme – die kurzfristig durch mehr Wohlbefinden kaschiert worden sind – drängen wieder an die Oberfläche. Ich kenne einige Menschen, die regelmäßig zu Gurus in den USA pilgern, um bei Seminaren mit Tausenden Menschen Motivation zu erlangen. Das gelingt auch, schon allein durch diese Gruppengröße wird das Gehirn beflügelt. Aber zwei oder drei Wochen nach dem Event ist alles wieder beim Alten und es wird fürs nächste Seminar gespart, um wieder diesen Kick erleben zu dürfen.

Nachdem wir diskutiert haben, was es mit der Quantenheilung auf sich hat, müssen wir noch klären, warum die Berufung auf Quantenphänomene und die Quantenphysik keine Grundlage hat. Immerhin passieren doch auf Ebene der kleinsten Teilchen wundersame Dinge, die schwer vorstellbar sind. Nicht wenige Wissenschaftlerinnen verorten dort die Verbindung aus Geist und Materie. Auch in dem Bestseller *The Secret* spielen die Quantenphysik und ein pseudowissenschaftlicher Deckmantel des Konzepts eine gewichtige Rolle. Gerade die esoterische Szene liebt die Quantenphysik.

Der Kern der Quantenphysik: Sie können nichts messen, ohne es zu verändern. Im Grunde gilt das auch für unseren Alltag. Stecken wir ein Thermometer in ein Wasserglas, um die Temperatur zu bestimmen, verändert die Temperatur des Thermometers auch die des Wassers. Aber theoretisch könnten Sie die Ursprungstemperatur ausrechnen, wenn Sie alle Fakten kennen. Das Wasser hat vor und nach der Messung eine fixe Temperatur. Bei den kleinsten Teilchen der Atome und darunter gilt das nicht. Erst durch die Messung wird entschieden, welchen Zustand zum Beispiel ein Elektron hat.

Davor gibt es lediglich Möglichkeiten. Das wirft viele Fragen auf, denn was wir als handfeste Wirklichkeit im Alltag wahrnehmen, verschwimmt in der Welt des Kleinsten zu einer diffusen Wahrscheinlichkeitswolke. Ein Teilchen kann auch eine Welle sein, wir können Ort und Impuls eines Teilchens nicht genau kennen und zwei Teilchen, die einmal verbunden waren, bleiben es scheinbar auch, soweit sie auch räumlich getrennt werden.

Bei all diesen verblüffenden Phänomenen ist es verständlich, wenn die Quantenphysik als Inspiration und Erklärung für erstaunliche Dinge unseres Alltags herangezogen wird. Die pseudowissenschaftliche Problematik beginnt, wenn wir den Begriff »Beobachtung« in Zusammenhang mit »Messung« verwenden. Wenn ein Physiker in einem Experiment etwas misst, ist das nicht mehr und nicht weniger als eine Wechselwirkung von Teilchen. Das hat aber mit »Beobachtung«, einem »Beobachter« oder gar »Bewusstsein« nichts zu tun. Sie können sich das wie eine Geschwindigkeitsmessung mit Laser oder Radar vorstellen. Angenommen, eine Autofahrerin ist mit mehr als dem erlaubten Höchsttempo unterwegs – wenn sie eine Strafe vermeiden will und erkennt, dass gleich gemessen wird, bremst sie. Dabei ist es egal, ob es sich um ein Messgerät am Straßenrand oder eine Polizistin handelt, die ihren Laser auf Autos richtet.

Thesen wie »Bewusstsein schafft Materie« leiten sich daraus ab, dass manche Autoren meinen, das Bewusstsein definiere Eigenschaften. Solche Ansichten zeugen aber von einem Unverständnis. Unser Bewusstsein beeinflusst die Messung nicht und bestimmt daher auch nicht, was Materie wird und was nicht. Um ein Beispiel von Albert Einstein aufzugreifen: Der Mond ist wahrscheinlich auch dann noch da, wenn keiner hinsieht.

Ist unsere Welt nun weniger spannend, unser Bewusstsein weniger faszinierend und die Möglichkeit, Heilung zu erlangen, weniger spektakulär? Mir hätte der Gedanke ehrlich gesagt auch gefallen, dass die Welt da draußen nach unserer Pfeife tanzt. Der pseudowissenschaftliche Missbrauch der Quantenphysik erfüllt ein tiefes menschliches Bedürfnis, nämlich das nach Kontrolle, Macht und Bedeutung. Darum verkaufen sich auch Bücher wie *The Secret* und *Du bist das Placebo* so gut.

Auch wenn ich Sie enttäuschen musste, drei Zahlen aus der Forschung möchte ich Ihnen mitgeben, damit Sie sehen, wie spannend Hirnforschung und das menschliche Potenzial auch ohne Hokuspokus sind:

- 3,9 Milliarden – das ist die Anzahl der Jahre, seitdem es Leben auf diesem Planeten gibt. Und Sie sind das Ergebnis einer 3,9 Milliarden Jahre alten Erfolgsgeschichte. Hätte nur ein Einziger Ihrer Vorfahren in dieser Zeit Mist gebaut und wäre zu früh oder ohne Nachkommen gestorben, es gäbe Sie heute nicht!
- Eins hoch eine Million – das ist die unvorstellbare und quasi unendliche Zahl möglicher Zustände Ihres Gehirns. Denn jede Ihrer hundert Milliarden Nervenzellen ist entweder an oder aus. Daraus ergibt sich diese eins mit einer Million Nullen. Zum Vergleich: Das Universum hat dagegen vergleichsweise mickrige eins hoch achtzig Atome.
- Über neunundneunzig Prozent – das ist der Anteil der internen Konstruktion Ihres Gehirns an Ihrer momentanen Wahrnehmung. Sehen Sie sich um – das, was Sie erblicken, wird zu über neunundneunzig Prozent aus Informationen im Gehirn gebastelt und zu weniger als einem Prozent aus den Informationen Ihres Sehnervs gebildet. Übrigens: In der Welt »da draußen« gibt es weder Farben noch Geräusche und auch keinen Schmerz – es gibt elektromagnetische Wellen, Schallwellen, Fremdeinwirkungen. Die Netzhaut unserer Augen verwandelt die Reize in Strom und das Gehirn bastelt daraus Farben und Formen. Feine Härchen in unseren Ohren reagieren

auf Luftbewegungen und auch hier wird über Elektrizität im Kopf eine Wahrnehmung erzeugt, nämlich die von Geräuschen. Und auch Schmerzen sind nicht das, wofür wir sie halten. Wenn das Knie schmerzt, dann sitzt der Schmerz gar nicht dort, sondern ein Signal geht vom Knie ins Gehirn. Der Schmerz wird im Gehirn erzeugt und dem Knie zugeordnet. Mit anderen Worten: Unser Gehirn halluziniert sich seine Realität. Und wenn man es konsequent weiterdenkt, gilt das auch für das Gehirn selbst.

Die harten Fakten der Wissenschaft reichen aus, um eines ganz klar zu sagen: Sie haben Ihr Leben, Ihre Gesundheit, Ihre Wirklichkeit ganz wesentlich in der Hand. Die moderne Hirnforschung bestätigt, wie in *Alles reine Kopfsache* ausführlich diskutiert: Ihr Gehirn ist formbar wie Knetmasse – Stichwort Neuroplastizität. Später werden wir dieses Phänomen noch diskutieren. Und zwar gilt diese Veränderbarkeit ein ganzes Leben lang. Nicht nur was die Verknüpfung von Nervenzellen betrifft, sondern auch deren Neubildung. Auch im achten Lebensjahrzehnt produzieren wir noch Baby-Nervenzellen, aus denen wir Nervennetze basteln können.

Die Schlussfolgerung aus diesen Zahlen und dem Phänomen Neuroplastizität: Sie und ich, wir alle haben ein geniales Gehirn mit faszinierenden Möglichkeiten. Ihr Leben ist nicht in Stein gemeißelt. Ihr Gehirn ist Ihr Guru – machen Sie etwas daraus!

DIE KRAFT DER VORSTELLUNG

Es war kurz vor seinem Highschool-Abschluss im Jahr 1919 im US-amerikanischen mittleren Westen, als der Sohn eines norwegischen Einwanderers und einer US-Amerikanerin an Kinderlähmung erkrankte. Die Erkrankung verlief so schwer, dass er vom Hals abwärts gelähmt war, als er aus dem Koma erwachte. Der einzige Zeitvertreib für ihn war es von nun an, intensiv seine Umgebung zu beobachten, aber auch mit seiner Vorstellungskraft zu experimentieren. Er stellte sich vor, wie es sich anfühlen würde, nach Dingen zu greifen, wie es wäre, sich wieder bewegen zu können. Es muss ein magischer Moment gewesen sein, als er eines Tages bemerkte, wie der Schaukelstuhl, in dem er saß, sich ganz leicht bewegte, als er sich in Gedanken aus dem Fenster streckte. Er übte weiter und begann, mittels dieser Visualisierungsübungen auch seine Muskeln zu trainieren, sodass er nach einem Jahr schon wieder mit Krücken gehen konnte. Nun konnte er die Universität besuchen und zudem seinen Körper weiter stärken. Zwei Jahre später konnte er schon ohne Krücken gehen. Alles, was von der Lähmung blieb, war ein Hinken im rechten Bein. Der junge Mann war so fasziniert von dieser Genesung, dass er sich mit Hypnose zu beschäftigen begann. Aus dem vormals Gelähmten wurde in weiterer Folge einer der aktivsten und größten Hypnotherapeuten auf diesem Planeten: Milton H. Erickson.

Sein Lebensweg war kein einfacher, er war von mentalen Herausforderungen aller Art gekennzeichnet. Als Kind litt er an Legasthenie, einer ausgeprägten Lese- und Rechtschreibschwäche. Er lernte, sich die Worte intensiv vorzustellen, und überwand diese Störung. Die Kinderlähmung griff seine motorischen Nervenzellen an. Er spielte im Kopf Bewegungen durch und ließ den Rollstuhl hinter sich. Und lebenslang begleiteten ihn chronische Schmerzen – doch auch da wusste er sich mit Imaginationen zu helfen.

Schlüsselbegriff bei Erickson ist die *Trance*. Es ist ein Phänomen, das wir alle kennen: Lange Autofahrten, ein fesselnder Film, ein faszinierender Roman – wir verlieren jedes Gefühl von Zeit und sind voll und ganz konzentriert. Das ist allerdings nicht immer von einem angenehmen Empfinden der Entspannung begleitet. Sein Konzept – Trance herbeiführen und utilisieren. Der Ist-Zustand soll verwendet werden, um aus einer Schwäche eine Stärke zu machen. Von seinen Fähigkeiten, die er bei sich selbst erfolgreich angewandt hat, haben später auch seine Patientinnen und Patienten profitiert.

Wir verdanken ihm, dass er Imaginationstechniken im Gewande der Hypnose wieder salonfähig machte. Der junge Sigmund Freud wandte sich Jahrzehnte zuvor von der Hypnose ab, trotz von ihm selbst berichteter Erfolge, vermutlich weil die damals stark autoritär durchgeführte Hypnose nur bei einem kleinen Teil der Patientinnen funktionierte.

Milton Erickson ging einen anderen Weg, seine Hypnoseform war subtiler und ermöglichte es den Klientinnen, für sich die Lösung zu finden. Statt »Entspann dich« kamen Formulierungen wie »Und vielleicht kannst du dich entspannen ...«. Mit dem heutigen Stand der Forschung kann gesagt werden, dass sowohl die autoritäre als auch die vage Form der Suggestion funktionieren, wenn auch nicht jede bei jedem.

Hypnose leidet bis heute an einem dubiosen Image. In den Köpfen vieler sind oftmals Menschen, die sich von einem Showhypnotiseur angeleitet auf der Bühne zum Affen machen – etwa indem sie wie ein Huhn gackern, einen Song von Whitney Houston zum Besten geben oder einen Spielzeugtraktor für einen Ferrari halten. Auch die Angst vor Kontrollverlust spielt eine große Rolle und hemmt viele Menschen, sich darauf näher einzulassen. Denn schließlich möchte niemand jemand anderem willenlos ausgeliefert sein.

Dabei blickt die Anwendung hypnoseähnlicher Verfahren auf eine mittlerweile fast 4000-jährige Geschichte zurück. Grundlage sind veränderte Bewusstseins- bzw. Trance-Zustände, wie sie schon seit Jahrtausenden bei Schamanen, als Heilschlaf in den Tempeln des antiken Griechenlands, in Meditationstechniken und im Yoga oder bei den legendären Ninja-Kriegern in Japan praktiziert wurden.

Im 18. Jahrhundert reiste ein Wiener Arzt durch Europa und erzielte Heilerfolge, indem er mit Magneten an den Körpern Kranker Rituale durchführte. Bei seinen Gruppenbehandlungen saßen mehrere Menschen um ein mit Wasser gefülltes Fass, aus dem Eisenstangen ragten, die von den Kranken berührt werden mussten. Mesmer stellte die Theorie des animalischen Magnetismus auf, denn er war der Meinung, jeder Mensch besäße ein universales Fluidum, das bei Krankheiten ungleich im Körper verteilt wäre. Durch magnetische Heilströme könnte man dieses Ungleichgewicht aufheben, was er durch Handauflegen, Luftstriche oder Gefäße mit magnetisierten Flüssigkeiten erreichen wollte.

In Wahrheit steckte dahinter die Macht der Suggestion, die er durch tranceähnliche Zustände erzielte. Interessant ist, dass er besonderen Wert auf »Heilkrisen« legte, wie die Psychologie Reaktionen wie Heulkrämpfe oder Schreie nennt. Diese durften durchaus den Charakter von Hysterie erreichen. Ein Modell, warum dieses Phänomen für die Genesung wichtig sein kann, werde ich Ihnen noch später liefern.

So wie bei den energetischen Methoden heute geht es bei Mesmer nicht um ein Gleichgewicht einer ominösen feinstofflichen Lebensenergie, sondern um mentale Interventionen. Der schottische Arzt James Braid erkannte die psychologischen Mechanismen hinter dem vermeintlichen Magnetismus und sprach zunächst von schlafähnlichen Zuständen, wodurch der Begriff *Hypnose* (vom Griechischen *hypnos* = Schlaf) populär wurde.

Was genau ist Hypnose und was passiert bei einer Trance? Im Grunde ist Hypnose durch fokussierte Aufmerksamkeit und intensive Imaginationen gekennzeichnet, die Fähigkeit kritischen Denkens ist herabgesetzt. Die Erfahrungen, die unter Hypnose als Kopfkino ablaufen, können als Realität wahrgenommen und integriert werden. Suggestionen spielen eine große Rolle, also Befehle, die sich am Bewusstsein vorbeischmuggeln und im Gehirn zu neuen Programmen werden. Am Anfang einer Hypnose-Ausbildung lernt man Dinge wie »Arm-Katalepsie«. Dabei wird dem Probanden gesagt, er könne den Arm nicht mehr bewegen. Kommt die Suggestion stark genug im Gehirn an, werden tatsächlich die Muskeln starr und der Wille zur Bewegung tritt in den Hintergrund.

Eine Studie aus dem Jahr 2011, die sich zur Aufgabe machte, die hirnphysiologischen Reaktionen auf eine Placebo-Schmerzlinderung zu untersuchen, deutet darauf hin, dass durch den Placebo-Effekt vor allem die Gefühlsareale des Gehirns eine messbare Veränderung durchmachen – übrigens weit mehr als die eigentlich schmerzverarbeitenden Hirnareale. Je größer die Inszenierung, umso größer der Effekt: Aufwendige Apparaturen, knallig gefärbte Tabletten oder das selbstsichere Auftreten eines Heilers sprechen das limbische System an. Allerdings, und das war auch schon bei Sigmund Freud Grund der Abkehr von der Hypnose, spricht nur ein Teil der Menschen darauf effektiv genug an. Die an der kalifornischen Eliteuniversität Stanford tätigen US-Psychologen André M. Weizenhoffer und Ernest R. Hilgard haben gegen Ende der 1950er-Jahre sogar eine eigene Mess-Skala entwickelt, um die Hypnotisierbarkeit von Probanden zu ermitteln: die sogenannte *Stanford-Skala* (Stanford Hypnotic Susceptibility Scales). Die Empfänglichkeit einer Person für Hypnose lässt sich damit anhand standardisierter Tests ermitteln. Beispielsweise wird sie im Laufe einer Sitzung gebeten, einen Arm auszustrecken. Sagt man ihr nun, sie halte einen sehr schweren Ball, sollte der Arm bei wirksamer Suggestion herabsinken. In einem weiteren Test teilt der Hypnotiseur dem Probanden mit, er habe keinen Geruchssinn mehr, und hält ihm dann ein Fläschchen Ammoniak unter die Nase. Reagiert der Angesprochene nicht, wirkt offenbar die Suggestion, andernfalls würde er das Gesicht verziehen und zurückweichen. Die Stanford-

Skala reicht von dem Wert null für Personen, die auf keine der hypnotischen Suggestionen reagieren, bis zu zwölf für Probanden, bei denen alle wirken. Die meisten Menschen liegen im mittleren Bereich der Skala zwischen fünf und sieben. Die Empfänglichkeit eines Menschen für Hypnose bleibt auch unabhängig vom jeweiligen Hypnotiseur ziemlich konsistent – dessen Geschlecht, Alter oder Erfahrung wirken sich nur wenig oder gar nicht aus. Es ist eine lebenslang weitgehend konstante Eigenschaft von Personen. Selbst die Motivation der Probanden tritt in den Hintergrund: Bei einem wenig empfänglichen Menschen hilft auch kein Bemühen von seiner Seite.

Beruht nun Hypnose auf einem Placebo-Effekt oder vielleicht auf Entspannung? Immerhin geht es ja um Überzeugungskraft und als Patientin liegt man meist bequem auf einer Art Liegestuhl. Dazu darf ich Ihnen Ergebnisse präsentieren, die Sie vermutlich in ihrer Klarheit überraschen werden. Die Studien gehen dazu teils Jahrzehnte zurück, haben sich aber noch immer nicht zureichend herumgesprochen. Thomas H. McGlashan und seine Kollegen von der Universität von Pennsylvania in Philadelphia haben schon 1969 einen ersten erstaunlichen Befund geliefert. Die Wissenschaftler stellten fest, dass bei schlecht hypnotisierbaren Personen Hypnose Schmerzen immerhin ebenso erfolgreich linderte wie eine als starke Schmerztablette verabreichte Zuckerpille. Personen mit hohen Stanford-Werten hingegen sprachen dreimal besser auf Hypnose an als auf das Placebo. Mit anderen Worten: Je ausgeprägter die Fähigkeit, tiefe Trance zu erlangen, umso stärker hängt die Hypnose eine Placebo-Behandlung ab. Dass auch die Entspannung selbst nicht der Grund für die Schmerzlinderung sein kann, zeigten Ernest R. Hilgard und seine Kollegin Éva I. Bányai im Jahr 1976: Demnach waren Probanden in gleicher Weise für hypnotische Suggestionen empfänglich, ob sie sich währenddessen in entspannender Umgebung oder auf einem Heimtrainer befanden.

Verschiedene Studien mit dem Morphin-Gegenspieler Naloxon zeigen, dass dieser die Schmerzlinderung unter Placebo hemmt. Interessanterweise ist aber Naloxon bei der Umkehr der Schmerzlinderung von Hochsuggestiblen unter Hypnose unwirksam. Mit anderen Worten: Auch hier zeigt sich, dass Hypnose einen anderen Mechanismus im Kopf nutzt als eine Placebo-Behandlung.

Vorstellung bzw. innere Bilder spielen auch beim mentalen Training eine Schlüsselrolle. Ein kleines Experiment, bei dem Sie jetzt ganz einfach mitmachen können, soll die Wirkung von Gedanken auf den Körper illustrieren:

Lassen Sie, egal ob im Sitzen oder Stehen, Ihren rechten Fuß im Uhrzeigersinn kreisen. Während Sie Ihren Fuß weiterkreisen lassen, strecken Sie Ihren rechten Arm und malen Sie mit Ihrem Zeigefinger der rechten Hand eine große »6« in die Luft. Und dann beobachten Sie, was Ihr Fuß anstellt!

Womöglich haben Sie mit einem Lächeln registriert, dass Ihr Fuß die Richtung geändert hat, um Ihrer Vorstellung der 6 zu folgen. Es ist nicht egal, was Ihnen gerade durch den Kopf geht. Im Gegenteil: Ihr Körper neigt dazu, Vorstellungen und inneren Bildern zu folgen. Denken Sie an »rechts« oder »oben«, neigt sich Ihr Kopf schon ganz leicht dorthin. Das ist ein Grund dafür, warum Sie aus der Körpersprache eines Menschen viel ablesen können. Da, wo zum Beispiel in einer Gruppe von Menschen die Füße hinzeigen, wollen wir unbewusst hingehen – ob das nun ein bestimmter Mensch ist oder der Ausgang. »Gedankenleser« verstehen diesen Body-Talk Ihres Unbewussten.

In der Mitte des 19. Jahrhunderts war das Okkulte in Mode. Gespräche mit Verstorbenen, Kartenlegen, Pendel. Die Menschen haben dabei Stein und Bein geschworen, nichts zu beeinflussen. Nahmen sie ein Pendel mit dem losen Ende zwischen Daumen und Zeigefinger, kam es automatisch zu Bewegungen, wie von selbst. Der englische Naturwissenschaftler William Benjamin Carpenter hat sich diesem Phänomen näher angenommen. Er leitete Drähte zu jenen Fingern, die das Pendel hielten, und schaute, ob die Muskeln elektrische Signale absonderten – ein Zeichen für deren Aktivität. In der Medizin wird dieses Verfahren heute *Elektromyogramm* (EMG) genannt. Was er entdeckte, war spannend: Das Denken an eine bestimmte Bewegung erhöht die Tendenz zur Ausführung dieser Bewegung. Wer sich vorstellt, dass das Pendel hin und her schwingt, bei dem setzt das auch tatsächlich so ein. Er nannte dieses Phänomen im Jahr 1852 den *ideomotorischen Effekt*. Ihm zu Ehren spricht man auch vom *Carpenter-Effekt*.

In der Sportpsychologie und dem mentalen Training macht man sich diese Wirkung zunutze: Die Vorstellung einer Bewegung aktiviert fein, aber doch die entsprechenden Muskeln und erzielt so einen Trainingseffekt. Ein Arm in Gips, bei dem die Muskeln durch Vorstellung trainiert werden, baut weniger Muskelkraft ab. *Gedanken als Medizin* sind in dieser Form bereits in der Rehabilitation nach einem Unfall im Einsatz.

Kommen wir noch einmal zur Messung der Muskelaktivität: Dieser ideomotorische Effekt illustriert, wie Gedanken den Körper steuern können. Stellen Sie sich vor, unter dem Pendel wäre das Ziffernblatt einer Uhr. Um eine Pendelbewegung so hinzukriegen, dass das Gewicht beispielsweise zwischen sechs und zwölf Uhr oder im Uhrzeigersinn schwingt, müssen die Muskeln ganz fein in einer bestimmten Art und Weise kontrolliert werden. Und der Gedanke, dass das Pendel zwischen Zeigefinger und Daumen der rechten Hand gehalten wird, lässt auch nur die Muskeln dieser beiden Fingerkuppen aktiv werden. Andere Finger oder gar die linke Hand bleiben unbeeinflusst. Unser Gehirn »weiß« also ganz genau, was zu tun ist und was nicht, damit aus einem Gedanken die richtige Bewegung wird.

Die spannende Frage ist, ob diese Reaktion über die Bewegung willkürlicher Muskeln hinausgeht, also ob es einen weiter gefassten ideodynamischen Effekt gibt, der eine Veränderung verschiedener Körperfunktionen durch Gedanken ermöglicht. Die Forschung befindet sich hier noch am Anfang. Wir stehen am Strand und blicken aufs Meer. Wir sehen den Horizont, die Grenzen unserer bekannten Welt, wissen aber noch nicht, wie weit das Meer hinter dem Horizont noch geht. Die Ergebnisse aus der Zimmermädchen-Studie, zu Ghrelin sowie aus der Hypnoseforschung zeigen, dass dahinter weit mehr als nur positive Gedanken und Entspannungseffekte liegen. Es geht also weiter, hinter dem Horizont.

Doppelt heilt besser

MENTALE ERFOLGSSTRATEGIEN GEGEN CHRONISCHE ERKRANKUNGEN

Erinnern Sie sich an den Feind im eigenen Kopf und welche Rolle Stress für psychische Krankheiten spielt? Ich habe Ihnen ein Drei-Ebenen-Modell vorgestellt, das in der untersten Schichte die Brücke zwischen Kopf und Körper schlägt. Lange Zeit waren Gehirn und Leib für Psychologinnen, Mediziner und andere Therapeuten zwei getrennte Welten. Auch in diesem Buch verwende ich die Begriffe »Gehirn« und »Körper« so, als wäre das Gehirn nicht Teil des Körpers. Es ist an der Zeit, mit diesem spießigen Mythos aufzuräumen. Wenn die Psyche den Körper über diese drei Ebenen beeinflusst und krank macht, dann ist es auch nötig, Schritt für Schritt an diesen drei Ebenen anzusetzen, um Gesundung zu erlangen. Und das geht so:

Die erste Stufe der psychischen Heilung wird in Gang gesetzt, indem negative Erinnerungen neutralisiert werden. Viele missverstehen die positive Psychologie und die Hirnforschung, weil sie meinen, man dürfe nur noch an Positives denken. Die Logik dahinter klingt plausibel: Jede Erinnerung an etwas Negatives trainiert diese Netzwerke. Doch damit wird das Erlebte, das wir als Belastung erleben, nicht aufgelöst. Wir ignorieren es nur – es besteht weiter und agiert aus dem Hintergrund.

Stellen Sie sich Ihr Gehirn wie einen Garten vor – mit Unkraut, Blattläusen und Nacktschnecken einerseits und Gemüse, Blumen und Obstbäumen andererseits. Auch wenn Sie Ihre geliebten Pflanzen düngen und pflegen, Ihr Garten ist trotzdem gefährdet. In der Psychologie gilt bei Ängsten der Grundsatz der Konfrontation. Nur wenn wir uns der Angst stellen und lernen, die Situationen, die uns Angst machen, auszuhalten, kann sich die Amygdala beruhigen. Wenn sie lernt, dass bei dem vermeintlich Gefährlichen nichts passiert, stumpft sie ab. Dadurch verlieren wir Schritt für Schritt die Angst. Man kann auch kurz und knapp sagen: Wo die Angst ist, ist der Weg.

Es gibt aber noch einen Grund, warum wir uns der Vergangenheit stellen sollten: Nur wenn wir in die Erinnerungen gehen, werden die entsprechenden Nervenzellen aktiv. Und nur wenn die entsprechenden Nervenzellen aktiv sind, sind sie neuroplastisch, also für Veränderungen und Neuverdrahtungen zugänglich. Der Königsweg dazu ist die *Kontrastierung*. Vielleicht kennen Sie psychologische Interventionen, bei denen die Augen des Klienten einem Winken der Finger des Therapeuten folgen – EMDR nennt sich dieses Verfahren. EMDR steht für *Eye Movement Desensitization and Reprocessing*. Diese psychotherapeutische Methode wurde in den Achtzigerjahren des 20. Jahrhunderts von Dr. Francine Shapiro in Kalifornien vorgestellt. Die Wirksamkeit von EMDR ist mittlerweile durch eine hohe Anzahl von Publikationen wissenschaftlich abgesichert. Einsatzfelder sind vor allem die Bearbeitung von traumatischen Erlebnissen, die Behandlung von Ängsten und Panikstörungen. Die Therapie funktioniert auch mit taktilen Reizen, also dem Abklopfen des Körpers. Wir haben die EFT-Methode schon an anderer Stelle kennengelernt.

Das Erstaunliche: Es geht hier eigentlich nicht um die

Augenbewegungen selbst oder um das Klopfen an Akupunkturpunkten – auch wenn es dazu zum Teil abenteuerliche Erklärungsmodelle gibt. Das sind nur Mittel zum Zweck. Es geht um eine Beruhigung der Amygdala und um ein Prinzip, das sich *Kontrastierung* nennt. Kontrastierung, Kontrast – es geht um eine Gegenüberstellung. Bleiben wir bei einer belastenden Erfahrung: Sie denken an etwas Negatives, aktivieren die Nervennetze und setzen dem etwas anderes – Neutrales oder sogar Angenehmes – entgegen. Dadurch können sich die Nervennetze, die mit der Erinnerung zusammenhängen, neu formen. Der Kontrast wird integriert und Teil des Ganzen – durch Neuroplastizität. Übrigens: Auch wenn jemand Erlebnisse neu bewertet, Dinge in einem neuen Licht sieht und schaut, was er draus lernen kann, kommt die Neuroplastizität zum Tragen. Ein einfacher Ansatz, wie Sie von diesem Phänomen profitieren können:

Schreiben Sie fünf Momente auf, bei denen Sie glücklich waren. Fünf sehr gute Momente. Dann gehen Sie in die Erinnerung an etwas Negatives und holen Sie sich die Bilder für eine Minute aus dem Gedächtnis. Nun wählen Sie einen der fünf positiven Momente und gehen Sie für eine Minute in dieses Erlebnis. Gehen Sie nun abwechselnd in das negative Erlebnis und dann wieder in den positiven Moment. Sie können gerne die fünf positiven Momente abwechseln. Wichtig ist nur: Das Denken ans Negative soll immer kürzer werden, reduzieren Sie diese Einheit jedes Mal um zehn Sekunden, das Denken ans Positive hingegen soll immer länger werden, hier dürfen Sie jedes Mal um zehn Sekunden länger verweilen, bis nur noch das Positive übrig bleibt.

Natürlich können Sie auch klopfen, während Sie an das Problem denken. Die genauen Punkte sind dabei genau genommen egal. Wenn Sie ein Protokoll nutzen möchten, finden Sie im Internet unter »Klopf-Akupressur« jede Menge Anleitungen. Ich empfehle auch die Videos des deutschen Psychiaters Michael Bohne. Sie gründen auf einer umfangreichen Arbeit mit Auftrittsängsten.

Was aber passiert bei dieser Übung genau? Wir basteln im Kopf an neuen Bewertungen, lockern die Nervennetze auf und schaffen so Raum für neue Ressourcen – also neue Gedanken. Diese kommen ins Langzeitgedächtnis – also in die Großhirnrinde des Scheitellappens. Die Vergangenheit wird dadurch nicht gelöscht und das ist auch gut so. Denn Sie wären ohne diese Vergangenheit nicht die Person, die Sie heute sind. Auch unsere Stärken sind ein Ergebnis davon. Es geht darum, negative Emotionen von diesen Erfahrungen zu lösen. Es gilt die einfache Formel: Erfahrung minus negative Gefühle ist gleich Weisheit. Wir lernen und alles ist gut so, wie es ist. Das Leben kann nur vorwärts gelebt und rückwärts verstanden werden.

Das war der erste wichtige Schritt, mit dem wir psychisch Belastendes anpacken können. Das nächste Level: Wir üben neue Muster im Denken, Fühlen und Tun ein. Unterschätzen Sie nie die Macht der Gewohnheiten, sie diktieren unseren Alltag.

Es geht darum zu trainieren, ähnlich wie wenn wir eine Fremdsprache lernen, anders über uns und die Welt zu denken, positive Gefühle zu pflegen und auch anders zu agieren. Vielleicht schaffen wir es, uns bei Partys nicht wie üblich am Rand zu verstecken, nicht immer Ja zu sagen, wenn wir Nein sagen wollen und nicht immer den Blick auf verpasste Chancen mit Trauer und Wehmut zu richten, sondern den Entwicklungen des Lebens mit Freude und Offenheit zu begegnen.

Doch Erinnerungen von Emotionen lösen und neue Gewohnheiten im Denken, Fühlen und Handeln zu verinnerlichen sind noch nicht alles. Es gibt noch einen weiteren letzten Schritt, sozusagen das Tüpfelchen auf dem i, um unsere Psyche zu heilen. Erst wenn auch der Körper in Ausgleich und Entspannung kommt, wenn sich Blockaden in Muskeln, Faszien und den Sehnen lösen, sich die Mimik, Gestik und Körpersprache positiv ausgerichtet und stabilisiert haben, ist das Werk in Coaching oder Therapie vollendet. Ja, die Psyche braucht den Körper wie auch der Körper die Psyche, um zu gesunden. Basalganglien, Kleinhirn und vegetatives System steuern den Körper neu, senden positive Signale bis in die kleine Zehe, in alle Muskeln und in jedes Organ. Wie Sie allein mit Gedanken eine dreistufige Heilung auch praktisch zu Ende bringen können, um den Feind im Kopf auf allen drei Ebenen zu besiegen, verrate ich Ihnen bei der *GAM-Meditation*, also der *Gedanken als Medizin*-Meditation. Es ist nun an der Zeit, den bisherigen Inhalten dieses Buches auf den Zahn zu fühlen und einem *Proof of Concept* zu unterziehen. Was bedeutet das konkret für die Praxis? Können *Gedanken als Medizin* helfen?

Dazu werden wir uns den chronischen Erkrankungen zuwenden, nämlich Allergien und Rückenschmerzen, sowie aufgrund spannender wissenschaftlicher Untersuchungen auch der Migräne. Außerdem werden uns die beiden Todesursachen Nummer eins in Europa beschäftigen, nämlich Herz-Kreislauf-Erkrankungen und Krebs.

Sie erinnern sich: Wir haben uns bereits damit beschäftigt, wie Entspannung, positive Gedanken und Erwartungen das Gehirn und in weiterer Folge den Körper regeln. Stellen Sie sich vor, Sie sitzen mit vier anderen Leserinnen in einem Zugwaggon. Zwei von diesen fünf Personen teilen das Schicksal, dass Ihr Körper unangemessen auf Pollen, Nahrungsmittel oder andere Stoffe reagiert. Die Augen brennen, die Nase rinnt, die Haut juckt, vielleicht müssen Sie sogar husten und leiden unter Asthmaanfällen. Allergien sind Überreaktionen unseres Immunsystems. Bei einer Allergie erkennt das Abwehrsystem bestimmte an sich harmlose Stoffe als fremd und gefährlich – und setzt gewaltige Abwehrmaßnahmen in Gang. Es werden Antikörper gebildet, die wiederum veranlassen, verschiedene Gewebshormone – allen voran Histamin – freizusetzen. Histamin ist es letztlich, das die allergischen Reaktionen des Körpers vermittelt: Juckreiz, Verengung der Luftwege oder Erhöhung der Durchlässigkeit von Blutgefäßen.

Wir haben schon gesehen, dass Stress mit Entzündungen und einer Th1-Th2-Dysbalance in Verbindung steht. Es ist daher nicht erstaunlich, dass Stressmanagement auch eine Linderung bei allergischen Reaktionen mit sich bringt. Insbesondere Asthmaanfälle lassen sich in puncto Anzahl und Ausmaß gut messen, weshalb es eine Reihe von Daten zur Stressminderung bei Asthmatikerinnen gibt. Die gute Nachricht zuerst: Ja, wir können etwas gegen Asthma tun. Aber der Reihe nach. Eine beliebte und wissenschaftlich fundierte Strategie gegen psychischen Stress ist das expressive Schreiben: Man schreibt sich alles von der Seele, das einen belastet – zwanzig Minuten an drei aufeinanderfolgenden Tagen. Die Ergebnisse zu expressivem Schreiben bei Asthma sind bescheiden. Bei milden Formen kann diese Strategie helfen, immerhin konnte in einer Studie aus dem Jahr 2015 eine Verbesserung der Lungenfunktion um vierzehn Prozent bei Patienten aus Südost-England beobachtet werden.

Daniel Brown von der Harvard Medical School, Boston, USA hat in einer im Jahr 2010 publizierten Übersicht die Studien zu Hypnose und Asthma untersucht. Sein Fazit aus seiner kritischen Überprüfung der Beweislage, insbesondere aus kontrollierten Untersuchungen zum Einsatz von Hypnose bei Asthma: Hypnose ist eine vermutlich effektive Behandlungsform für Symptomschwere, für krankheitsbezogene Verhaltensweisen sowie für den Umgang mit emotionalen Zuständen, die die Atemwegsblockierung mitbedingen. Außerdem ist Hypnose ist vermutlich bei der Verminderung der Atemwegsblockade wirksam und stabilisiert die Überempfindlichkeit der Atemwege bei einigen Patienten.

Das Wort »vermutlich« kommt hier gleich zweimal vor, der Wissenschaftler ist hier also penibel mit Schlussfolgerungen. Dahinter steckt ein Hauptproblem, dem wir bei Hypnose und mentalem Training immer wieder begegnen. Entscheidend ist weniger, welche mentalen Interventionen zum Einsatz kommen, als vielmehr die Art, wie dies geschieht. Aufgrund der starken Abhängigkeit von der Qualität der Anleitung ist die Streuung bei wissenschaftlichen Untersuchungen enorm.

Der US-Amerikaner Robert Dilts gilt als einer der wichtigsten Entwickler des NLP, also des *Neurolinguistischem Programmierens*. Die ursprüngliche Idee des NLP ist, von den besten Therapeuten zu lernen und deren Sprachmuster zu kopieren. NLP stellt eine Sammlung mentaler Techniken dar, bei denen häufig Ankertechniken verwendet werden. Es geht um erlernte Reiz-Reaktions-Muster, wie sie als klassische Konditionierung vom russischen Physiologen Ivan Pawlow zunächst an Hunden beschrieben wurden und wofür er im Jahr 1904 mit dem Nobelpreis geehrt wurde.

Inspiriert wurde Robert Dilts' Ansatz zur Verbesserung von Allergien durch eine Metapher des US-Immunologen Michael Levi, der in Allergien eine »Angstreaktion des Immunsystems« sah. Er konzipierte daraus das sogenannte *Allergie-Format*, das vereinfacht wie folgt aussieht: Die Klientin wird angeleitet, sich zwischen sich und dem Allergen eine Plexiglasscheibe vorzustellen und auf diese und sich von oben draufzuschauen. Aus dieser Distanz ist die körperliche Reaktion stark vermindert, was mit einem Anker (zum Beispiel einer Berührung oder einem Fingerschnippen) verknüpft wird. Dieser Zustand wird im Kopf für zukünftige Allergie-Begegnungen sowie dem Kontakt mit den Allergen-ähnlichen Dingen trainiert. Am Institut für mentale Erfolgsstrategien berichten Klientinnen mit einer Abwandlung dieser Methode sehr gute Ergebnisse bei verschiedenen Arten von Problemen, die mit einer körperlichen Belastung einhergehen. Interessanterweise beruht die Desensibilisierung, bei dem Patienten das Allergen langsam in immer höherer Dosis injiziert bekommen, ebenso auf dem Prinzip der Konfrontation, ähnlich wie bei der Angsttherapie.

In eine ähnliche Kerbe schlägt das *Hildesheimer Gesundheitstraining*, ein Gruppentraining, das unter anderem auf Achtsamkeit, Stressmanagement, Konfliktlösung und Imaginationen beruht. Dieses Mentaltraining gegen Allergien wurde an der Universität Hamburg-Eppendorf in einer Dissertation von K. Witt im Jahr 1999 untersucht. Die dreiundsiebzig Personen wurden nach dem Zufallsprinzip dem Training oder einer Kontrollgruppe aus Entspannung und allgemeinen Heilsuggestionen zugeordnet. Signifikant verbesserten sich mit dem mentalen Training erlebte Gesundheit, Bewertung der Gesundheit, Zufriedenheit mit der Gesundheit, Anteil der Patienten ohne Medikamenteneinnahme gegen Pollen, Lebensqualität und einige Parameter mehr. Da der Anteil der Patienten, die auf Allergiemittel verzichten konnten, einen objektiven Wert darstellt, möchte ich diesen hervorheben: Er hat sich durch das Mentaltraining auf vierundvierzig Prozent verdoppelt im Vergleich zur Kontrollgruppe von zweiundzwanzig Prozent.

Sehen wir uns ein weiteres Beschwerdebild an, das beinahe jeden dritten Erwachsenen öfter oder ständig begleitet. Es ist die Hauptursache für Arbeitsunfähigkeit im deutschsprachigen Raum: Rückenschmerzen. Gerade beim gequälten Kreuz kommt sehr oft die Psychosomatik ins Spiel. In etwa fünfundachtzig Prozent aller Rückenleiden finden Ärzte weder einen Bandscheibenvorfall noch eine Entzündung oder Fehlstellung des Bewegungsapparates. Wer unter Rückenschmerzen leidet, hat häufig mit Verspannungen der Muskulatur zu kämpfen. Diese Verkrampfungen werden durch Druck, Angst und andere psychische Belastungen hervorgerufen. Forscher der Universität in Seattle (USA) fanden heraus, dass MBSR – *Mindfulness-based stress reduction*, uns ist die Abkürzung im Kapitel über Entspannung und Meditation bereits begegnet – eine wahre Wohltat für das Kreuz ist. Für seine Studie untersuchte der Mediziner Daniel Cherkin ein halbes Jahr lang insgesamt 342 Rückenpatienten. In der Gruppe, die über zwei Monate regelmäßig MBSR praktizierte, verbesserte sich die Beweglichkeit bei einundsechzig Prozent, die Schmerzen ließen bei vierundvierzig Prozent der Meditierenden nach. Diejenigen, die nur die übliche medizinische Therapie erhielten, verspürten deutlich weniger Entlastung bei der Beweglichkeit (vierundvierzig Prozent) und beim Schmerzempfinden (siebenundzwanzig Prozent). Eine dritte Gruppe bekam eine kognitive Verhaltenstherapie und erzielte damit fast so gute Ergebnisse wie MBSR.

Zusammengefasst: Rückenschmerzen lassen sich über den Kopf wirkungsvoll in den Griff kriegen. Meditation und Psychotherapie stechen dabei sogar die Standardtherapie beim Orthopäden aus. Doch Achtung: Rückenschmerzen wie Schmerzen generell gehören immer ärztlich abgeklärt.

Dies gilt natürlich auch für die Migräne – ein weit verbreitetes Leiden, das durch wiederkehrende Anfälle von heftigen, meist pochenden Kopfschmerzen charakterisiert ist. Fast jede fünfte Frau und sechs Prozent aller Männer sind von der Migräne betroffen. Der Kopfschmerz ist häufig, aber nicht zwingendermaßen einseitig lokalisiert. Der Schmerzcharakter ist dumpf und drückend und wird insbesondere bei körperlicher Belastung meist stechend, pochend oder pulsierend. Die Intensität ist in aller Regel so hoch, dass der Alltag stark eingeschränkt ist. Beim Erwachsenen halten Migräneattacken unbehandelt wenige Stunden bis maximal drei Tage an. Typische Symptome bei Migräne sind: Übelkeit, Erbrechen, Licht-, Geräusch- und Geruchsempfindlichkeit. Typischerweise haben Migränepatienten in der Attacke ein erhöhtes Bedürfnis nach Rückzug und Ruhe.

Die Migräne ist eine Erkrankung des Gehirns. Es kommt zu einer Aktivierung schmerzverarbeitender Zentren und zur Ausschüttung von schmerzvermittelnden Botenstoffe, die eine Form von Entzündung an den Blutgefäßen der Hirnhäute auslösen. Das Gehirn gerät sprichwörtlich außer Kontrolle. Zahlreiche Studien zeigen, dass der Genetik eine bedeutsame Rolle zukommt. Durch eine vererbte Überempfindlichkeit reagiert das Gehirn auf bestimmte Auslösefaktoren oder Überlastungen mit einer Migräneattacke. Vereinfacht gesagt besteht bei Migräne eine erhöhte Stressempfindlichkeit. Es gibt daher Hoffnung, dass gerade deshalb die Migräne besonders empfänglich für Zuwendung und mentales Training sein kann.

Die Leitlinien der Deutschen Neurologischen Gesellschaft – die für die Ärzteschaft maßgeblichen Empfehlungen – heben hervor: Bereits eine Beratung allein kann die Kopfschmerzhäufigkeit um etwa ein Fünftel senken. Seit Anfang der 1970er-Jahre wird die *Progressive Muskelentspannung*, die uns in diesem Buch bereits begegnet ist, in der Anwendung zur Migräneprophylaxe untersucht. Entspannungsverfahren reduzieren neben dem Aktivierungsniveau des Nervensystems auch die zentrale Schmerzverarbeitung. Aus den wissenschaftlichen Untersuchungen lässt sich zusammenfassend sagen: Wird Entspannung täglich mindestens eine Viertelstunde trainiert und auch in den Alltag übertragen, halbiert sich dadurch das Migräneleiden.

Doch Vorsicht: US-amerikanische Neurologen haben in einer Studie festgestellt, dass in der Erholungsphase unmittelbar nach einer stressreichen Zeit das Migränerisiko drastisch erhöht ist. Das ist nicht verwunderlich, da Migräneattacken auf einer Gefäßerweiterung und damit Entspannung beruhen und die medikamentöse Therapie auf einer Gefäßverengung und damit Stress beruht. Regelmäßige Entspannung kann helfen, dass sich gar nicht erst so viel Stress anhäuft. Die deutsche Ärztegesellschaft für Kopfschmerz und Migräne kommt daher zum Schluss: Insgesamt sind Entspannungstechniken bei der Behandlung der Migräne effektiv und nachhaltig. Leider wurde die Rolle der Meditation in diesem Zusammenhang noch nicht bewertet.

Niamh Flynn von The Galway Clinic, Doughiska, Irland, hat im Jahr 2018 acht Studien analysiert, bei denen Hypnose gegen Migräne zum Einsatz kam. Die Untersuchung zeigt, dass Hypnotherapie und Entspannungstechniken in Bezug auf die Reduktion kurz- und langfristiger Kopfschmerzen bei Migränepatienten wirken.

Eine Studie von US-Neurologen mit neunzehn Teilnehmern, von denen zehn insgesamt acht Unterrichtsstunden in der MBSR erhielten, während die übrigen neun Patienten der Kontrollgruppe die übliche medizinische Betreuung erfuhren, zeigte: Es konnte eine Senkung der Migränerate um 1,4 Attacken pro Monat durch Achtsamkeitsmediation erreicht werden. Die Attacken waren um 2,9 Stunden kürzer und der Schweregrad der Schmerzen war auf einer Skala von null bis zehn um 1,3 Punkte niedriger.

Ganz aktuell gibt es seit August 2019 Daten zu einer MBSR-Anwendung im Vergleich zu Stressmanagement bei achtundneunzig Patientinnen mit Migräne. Beide Programme wurden über zwei Monate wöchentlich, dann weitere zwei Monate alle zwei Wochen angeleitet. Nach zwanzig Wochen war die Anzahl der Tage mit Migräne bei der MBSR-Gruppe von 7,8 auf 4,6 gefallen. In der Stressmanagement-Gruppe war der Effekt von 7,7 auf 6,0 vergleichsweise geringer. Auch die Beeinträchtigungen durch Kopfschmerz waren mit der MBSR-Anwendung auf einen niedrigeren Wert gefallen. MBSR ist wirkungsvoll gegen Migräne und schlägt herkömmliche Stressmanagement-Strategien. Allerdings waren diese Unterschiede nach zweiundfünfzig Wochen weg, was vermutlich bedeutet: Beim

Meditieren ist es wichtig, nicht aufzuhören, sondern am Ball zu bleiben.

Forscher von der University of Massachusetts Medical School in Worcester wählten dreiundachtzig Migränepatienten aus, die mindestens zweimal im Monat ein Migräneanfall ereilte. Diese unterteilten sie in vier Gruppen, die verschiedene Entspannungstechniken ausprobierten: Eine setzte auf progressive Muskelentspannung, eine fokussierte sich auf ihr Wohlbefinden mit dem Mantra »Ich bin zufrieden«, eine meditierte auf weltliche Art (»Sand ist weich«) und die vierte Gruppe mit einem spirituellen Satz wie »Gott ist Liebe«. Das Ergebnis war eindeutig: Alle Teilnehmer brauchten während dieses Monats weniger Medikamente! Verblüffend war aber, dass die Leiterin der Studie, Amy Wachholtz, Folgendes beobachtete: Die Gruppe mit dem spirituellen Ansatz profitierte am meisten. Die spirituelle Meditation senkte negative Stimmung und Angst, erhöhte das Gefühl der Selbstwirksamkeit, senkte den Schmerz und ließ die Patientinnen besser mit Schmerz umgehen. Hier kam es auf die Kombination von Meditation und Spiritualität an. Entspannungsübungen mit spirituellen Inhalten waren weniger wirksam. Fazit: Migräne-Patientinnen sollten meditieren und dabei auch ihre spirituelle Seite ausleben. Eine Studie der Abteilung für Anästhesie der Universitätsklinik Graz aus dem Jahr 2018 zeigt, dass Schmerzpatienten generell von religiös-spirituellen Gedanken profitieren.

Viele Menschen leiden unter chronischen Spannungskopfschmerzen. Der Bezug zu Stress ist hier besonders naheliegend. Ganz aktuell gibt es im Jahr 2019 eine Studie zu chronischen Kopfschmerzen bei Kindern von neun bis neunzehn Jahren von einer holländisch-schwedischen Forschergruppe. Die Anwendung von Hypnose, transzendentaler Meditation und progressiver Muskelentspannung brachte eine deutliche Verbesserung. Statt fast neunzehn Tage mit Kopfschmerz waren es nach drei bzw. neun Monate zwölfeinhalb bzw. zehneinhalb Tage. Mehr als vier von zehn Kindern zeigten eine mehr als fünfzigprozentige Linderung des Kopfschmerzes. Unterschiede in den drei verschiedenen Behandlungsgruppen gab es nicht. Offenbar ist jede Form von Entspannung gleichermaßen wohltuend, wenn es nicht um Migräne, sondern um Spannungskopfschmerzen geht.

Mentaltraining und Hypnose haben den Beweis erbracht: Sie können die Tage mit Kopfschmerzen und Migräne um bis zu fünfundsechzig Prozent verringern. Mit Entspannung allein ist eine Halbierung möglich. Und schon ein Gespräch hilft mit einer Verbesserung von rund zwanzig Prozent.

Übrigens: Ist Ihnen aufgefallen, dass bei Allergien, Rückenschmerzen und Migräne jeweils von einer Halbierung des Leidensdruckes die Rede war? Das ist ein guter Richtwert, was mit Entspannung und einfachen mentalen Interventionen möglich ist. Bei einzelnen Personen kann es natürlich zu weit stärkeren Effekten kommen und in besonderen Fällen können sich sogar Beschwerden in Luft auflösen. Warum das so ist und was wir daraus generell lernen können, sind spannende Fragen. Sicher ist eines: Die Qualität der Anleitung, aber auch die Empfänglichkeit der Probanden bzw. Patientinnen spielt eine große Rolle.

Während Allergien, Rücken- und Kopfschmerzen zu den häufigsten Beschwerden gehören, sind Krebs und Herz-Kreislauf-Erkrankungen die häufigsten Todesursachen. Krebs, ein Herzinfarkt oder Schlaganfall sind sehr ernste, mitunter lebensbedrohende Diagnosen und stellen daher eine massive Belastung dar. Ängste, Panik und Sorgen multiplizieren den Stresslevel, der eigentlich für eine erfolgreiche Genesung und eine zufriedenstellende Lebensqualität möglichst niedrig sein sollte, denn Psyche, Stress und Immunsystem hängen eng zusammen. Ist aber das Immunsystem bei

Krebserkrankungen wichtig? Immerhin sind Tumorzellen ja keine Bakterien, Viren oder Pilze.

Mitte des 19. Jahrhunderts wurde eine bemerkenswerte Beobachtung gemacht. Es war das Jahr 1867, als der Bonner Chirurg Wilhelm Busch eine krebskranke Frau in das leere Bett eines Patienten mit Wundrose legte. Kurze Zeit darauf schrumpfte der lebensbedrohliche Tumor im Hals der Frau. Die Ärzte waren verblüfft und ahnten: Die Wundrose aktivierte das Immunsystem, das die Krebszellen mitangriff. Der Weg von dieser Mutmaßung über umfangreiche Forschungsprogramme bis zu neuen Therapien sollte aber noch lange dauern.

Hundertfünfzig Jahre später, im Jahr 2013, wurde eine neue Therapieform gegen Krebs von der Fachzeitschrift *Science* zum wissenschaftlichen Durchbruch des Jahres gekürt: *Immunonkologie*. Die Relevanz des Immunsystems bei der Bekämpfung von Krebs wurde nicht nur belegt, sondern hat auch völlig neue Therapien gegen Tumorzellen hervorgebracht.

Doch Vorsicht: Auch wenn das Immunsystem eine wichtige Rolle beim Kampf gegen Tumorzellen einnimmt, Krebs als »Stresserkrankung« anzusehen, ist wissenschaftlich höchst umstritten. Das National Cancer Institute in den USA betont daher, dass die Beweislage für eine Verursachung von Krebs durch psychischen Stress schwach ist. Zu einer ähnlichen Schlussfolgerung kommt auch die österreichische Krebshilfe. Das steht im eklatanten Widerspruch zur Meinung der Allgemeinbevölkerung. In einer repräsentativen Umfrage des Krebsinformationsdienstes des Deutschen Krebsforschungszentrums (DKFZ) stimmten einundsechzig Prozent der Befragten der Aussage zu, dass seelische Belastungen und Stress Krebs auslösen können.

Viel ist auch noch im Unklaren, wenn es um die Rolle von psychischem Stress auf den Verlauf von Krebserkrankungen geht. Aus Tierexperimenten weiß man, dass Stress dazu führt, dass der Tumor schneller wächst und leichter metastasiert. Laborversuche mit menschlichen Krebszellen zeigen, dass sich das Stresshormon Noradrenalin dafür verantwortlich zeichnet. Außer Frage steht der hohe Stress, den die Erkrankung selbst mit sich bringt. Etwa dreißig Prozent der Krebspatienten bekommen aufgrund ihrer Krankheit psychische Probleme, berichtet Susanne Weg-Remers, Leiterin des Krebsinformationsdienstes am DKFZ. Aufgrund der hohen Belastung der Diagnose Krebs wie auch der Therapie gibt es psychosoziale Angebote, übrigens nicht nur für Patientinnen, sondern auch für deren Angehörige. Insbesondere die Psychoonkologie hilft dabei, mit den vielfältigen Folgen von Krebs besser umzugehen.

Bevor wir uns nun der Rolle von Gedanken für die Gesundung von Krebspatienten zuwenden, eine dringende Warnung: Das Internet ist voll von falschen Versprechungen, Verschwörungstheorien und Fake News. Betroffenen wird Angst vor Chemotherapie und anderen »schulmedizinischen« Angeboten gemacht. Informieren Sie sich genau und bei vertrauenswürdigen und kompetenten Quellen.

Steve Jobs litt an einer seltenen Form von Bauchspeicheldrüsenkrebs. Zum Zeitpunkt der Entdeckung wäre dieser sehr gut behandelbar gewesen. Leider entschied er sich im Jahr 2003, rein auf Alternativmedizin, vor allem in Form von Fruchtsäften und Akupunktur, zu setzen. Was im Business sein Erfolgsmodell war, nämlich gegen den Strom zu schwimmen, entpuppte sich für seine Gesundheit und sein Leben als fatale Sackgasse. Er bereute es bitter, sich erst, als es zu spät war, den besten Ärzten anzuvertrauen. Neben seinen tollen technischen Errungenschaften ist sein Nachruf an die Welt, den Fortschritten der Medizin und den Fachleuten zu vertrauen.

Im Jahr 2018 publizierten Skyler B. Johnson und seine Kollegen von der Yale Universität in Connecticut, USA, wie es sich auf das Überleben auswirkt, wenn Alternativmedizin der konventionellen Therapie gegenüber der Vorzug gegeben wird. Dazu recherchierten sie im US-amerikanischen Krebsregister nach Patienten, die an Brust-, Prostata-, Lungen- oder Darmkrebs erkrankt waren, also den am häufigsten vorkommenden Krebsarten, und die sich einer »anderen unerprobten Krebstherapie unterzogen haben, die von nicht medizinischem Personal ausgeführt wurde«, statt sich der ärztlichen Therapie zu unterziehen. Sie fanden 281 Patienten und suchten zum Vergleich dazu Patienten, die sich bei möglichst gleicher Diagnose und sonstigen Bedingungen (wie Alter, Geschlecht oder Einkommen) einer konventionellen Therapie unterzogen hatten. Das Ergebnis: Zu jedem Zeitpunkt ist die Anzahl der Todesfälle unter der Alternativtherapie etwa doppelt so hoch wie bei konventionell behandelten Menschen. Je nach Krebsart war der Unterschied noch deutlicher ausgeprägt: Bei Brustkrebs war das Sterberisiko unter der alternativmedizinischen Therapie fünfmal, bei Darmkrebs viermal höher als bei konventioneller Behandlung. Wer sich mit einer Krebserkrankung einer konventionellen Therapie unterzieht, wird mit hoher Wahrscheinlichkeit länger leben, als wenn er sich alternativmedizinisch behandeln lässt.

In diesem Sinne ist auch dieses Buch ein Plädoyer gegen die Alternativmedizin, nämlich in diesem Fall Gedanken nicht als Alternative, als Option, sondern als Ergänzung und zusätzliche Unterstützung zu sehen – immer in Zusammenarbeit mit Spezialisten. Denn auch das flache »Denk immer positiv« kann mehr Schaden als Nutzen anrichten, wenn sich Kranke noch mehr unter Druck setzen oder vielleicht sogar die Schuld daran geben, dass die Krankheit voranschreitet. Wie schädlich die dumpfe Philosophie des positiven Denkens ist, haben Pamela Obermaier und ich in *Gewinner grübeln nicht* dargestellt. Und warum weniger Anstrengung und Druck oft zu besseren Ergebnissen führt, haben wir in *Das Prinzip der Mühelosigkeit* erläutert.

Auch einen Wert für Krebspatientinnen bietet PME. Neben dem Stressmanagement dient die progressive Muskelentspannung auch dazu, das Gefühl für Selbstwirksamkeit zu fördern, wie iranische Forscher im Jahr 2019 festgestellt haben.

Die klinische Psychologin Karen Syrjala vom Fred Hutchinson Cancer Research Center in Seattle, USA, zeigte mit Kollegen bereits Mitte der Neunzigerjahre, dass Entspannungsübungen und Visualisierungen bei Krebspatienten den Schmerz zu lindern vermögen.

Im Jahr 2013 zeigten chinesische Forscher, dass Entspannungstechniken in Form von PME und tiefer Bauchatmung bei Brustkrebspatientinnen deutlich Ängste und Nebenwirkungen in Zusammenhang mit der Chemotherapie senken.

Die erwähnten Studien sind dabei nur beispielhaft, es gibt eine riesige Anzahl an Beweisen, dass PME, kontrollierte Atmung und positive innere Bilder durch geführte Meditationen die Lebensqualität und das Wohlbefinden erhöhen.

Im Jahr 2007 veröffentlicht Linda E. Carlson von der Universität Calgary in Kanada mit ihren Co-Autoren eine Studie darüber, wie sich MBSR auf Brust- und Prostatakrebspatienten auswirkt. Das Besondere an dieser Studie: Sie umfasste einen Zeitraum von insgesamt einem ganzen Jahr, von vor bis nach der Intervention. Erforscht wurden psychisches Wohlbefinden, Immunsystem, Hormonhaushalt und Blutdruck – also eine sehr breite Palette an Parametern. Die Resultate können sich sehen lassen: Stress-Symptome besserten sich und zeigten sich auch in einem niedrigeren Kortisol-Spiegel. Die Th1-Komponente im Immunsystem, also die entzündungssteigernden Zytokine, sank und der systolische Blutdruck ging runter. MBSR machte seinem Namen, *Mindfulness-based stress reduction,* also alle Ehre und verbesserte die Lebensqualität dieser Krebspatienten.

An der Niehoff School of Nursing der Universität von

Chicago ging man im Jahr 2008 noch einen Schritt weiter. Hier wurde MBSR im Frühstadium von Brustkrebspatientinnen in Bezug auf das Immunsystem untersucht. MBSR kurbelte die Aktivität der Immunabwehr förmlich an: Natürliche Killerzellen wie auch die Zytokine-Produktion wurden durch das Achtsamkeitstraining gefördert.

Auch bei Brustkrebs wurde der Wert von geführten Meditationen bzw. Hypnosen erkundet. Der US-Pathologe Antony C. Bakke von der Oregon Health and Science Universität in Oregon, USA, hat mit Kollegen herausgefunden: Die Depression verbesserte sich, die Zahl der natürlichen Killerzellen stieg an und die Patientinnen fühlten sich deutlich besser. Wichtig: Nach Beendigung der Behandlung mit inneren Bildern hielt der Effekt nicht an.

Berühmt ist im Zusammenhang mit inneren Bildern und geführten Meditationen und Hypnosen die *Simonton-Methode*. Vielleicht haben Sie schon von Carl Simonton gehört. Der US-amerikanische Radio-Onkologe (1942–2009) gilt mit seiner nach ihm benannten integrativen Methode der psychologischen Behandlung und Selbsthilfe bei Krebs als wahrer Pionier der Psycho-Onkologie. Er gründete und leitete das Simonton Cancer Center in Malibu (USA) und arbeitete dreißig Jahre lang mit Krebspatienten. Die Österreichische Lungenunion, eine bundesweit aktive Selbsthilfegruppe für alle mit Asthma, Bronchitis, Allergie und Neurodermitis, sieht in der Simonton-Methode »eine gute Methode der Unterstützung der medizinischen Behandlung als Selbsthilfe zur Förderung der gesunden Anteile«. Kernelement der Methode sind angeleitete Visualisierungen. Mit dem Patienten wird geübt, sich in einem Zustand vertiefter Entspannung die Gesundheit oder einen nächsten Schritt in Richtung dorthin vorzustellen. Ursprünglich arbeitete Simonton überwiegend mit aggressiven inneren Bildern, in denen der Patient sich sein Immunsystem zum Beispiel als übermächtige Armee vorstellte, die die als Feinde imaginierten Krebszellen vernichtete. Solche aggressiven Imaginationen hielt Simonton später für nur bei wenigen Patienten angemessen und arbeitete mit positiveren, Zuversicht und Hoffnung betonenden Vorstellungen.

Was sagt die Wissenschaft zu diesen Visualisierungen? Von 1974 bis 1978 führte Carl Simonton selbst eine Pilotstudie durch. In zwei Artikeln wurden vorläufige Ergebnisse publiziert. Die Studie als solche und die beiden Publikationen sind objektiv betrachtet leider von geringer methodischer Qualität und können daher nicht als Beweis gelten. Die Patientenpopulation war stark selektiert, motiviert, gebildet und aus dem eigenen Patientenstamm rekrutiert. Es gab keine Kontrollgruppe, vielmehr verglich er die Ergebnisse mit einem nationalen Durchschnittswert. Eine geplante Studie mit parallelisierten Stichproben wurde nie veröffentlicht. Erkrankungsstadien und Schweregrade werden als Variablen bei der Beurteilung des Gesamtüberlebens nicht erwähnt. Alles in allem gehen da bei einem Wissenschaftler die Kraushaare hoch. Seine Ergebnisse, die aber mit Vorsicht zu genießen sind: Bei Brustkrebs wies die Simonton-Gruppe ein medianes Überleben von fünfunddreißig Monaten auf im Vergleich zu sechzehn Monaten zum nationalen Median. Beim Kolonkarzinom betrug das mediane Überleben in der Interventionsgruppe einundzwanzig Monate im Vergleich zu elf Monaten. Und bei Lungenkrebs wurden Ergebnisse von vierzehn Monaten für die Simonton-Methode und sechs Monaten für den Vergleichswert angegeben. Unbestritten ist, dass das Simonton-Programm helfen kann, den psychischen Stress, der mit einer Krebserkrankung einhergeht, besser zu bewältigen und damit die Lebensqualität des Patienten zu verbessern. Inwiefern die Imaginationsübungen das Überleben fördern, bleibt vorerst noch Spekulation.

Genährt wird diese Hypothese durch eine Fülle von Fallberichten. Bei bekannten Persönlichkeiten machen diese auch schnell die mediale Runde, so wie im Fall David Seidlers. Der US-amerikanische Drehbuchautor und Oscar-Gewinner für den Film *The King's Speech* hatte im Jahr 2005 mit einer niederschmetternden Nachricht zu kämpfen. Sein Blasenkrebs, den er mit Chemotherapie und einem schweren operativen Eingriff überwunden zu haben glaubte, kam zurück. Seine Prognose war leider sehr schlecht. Was sollte der Achtundsechzigjährige nun tun? Von seiner Frau kam der ungewöhnliche Rat, er solle sich vorstellen, wie der Krebs verschwinde. Und auch wenn ihm diese Idee sonderbar erschien, so hatte er nichts zu verlieren. Die zwei Wochen bis zum nächsten Arzttermin verbrachte der Autor mit mehrstündigem mentalem Training pro Tag, immer wieder stellte er sich seine Blase makellos und cremefarben vor. Die nächste Untersuchung haute ihn aus den Socken: Im Gewebe war kein Krebs mehr zu finden. Zwei Wochen davor hatten vier verschiedene Labors seinen Krebs bestätigt. Der todgeweihte David Seidler erfreut sich übrigens bis heute bester Gesundheit.

Wenn Sie einkaufen gehen, eine Packung Milch aus dem Regal nehmen und in den Einkaufswagen befördern, bewegen Sie einen Liter Milch. Tun Sie das alle zehn Sekunden den ganzen Tag lang, sind Sie äußerst fleißig unterwegs. Sie können sich dann mit Stolz brüsten, das zu leisten, was unser Herz den ganzen Tag tut. 7.000 Liter Blut werden pro Tag durch den Körper gepumpt. Dazu schlägt es zwischen sechzig und neunzig Mal pro Minute. Das sind Milliarden Male in einem durchschnittlichen Leben – eine wahre Höchstleistung, die nicht immer reibungslos funktioniert. Vier von zehn Menschen sterben aufgrund einer Störung des Herz-Kreislauf-Systems.

Bei einem Herzinfarkt wird die Blutversorgung des Herzens durch einen Verschluss in den Herzkranzgefäßen plötzlich unterbrochen. Die Herzmuskelzellen werden nicht mehr ausreichend mit Sauerstoff und Nährstoffen versorgt und sterben ab. Welche Rolle spielen hier Gedanken und können uns diese helfen, auch hier wieder zu gesunden? Der Weg vom Stress zum kranken Herzen und Blutgefäß ist bewiesen. Das geht sogar so weit, dass Liebeskummer uns im wahrsten Sinne des Wortes das Herz brechen kann. *Broken-Heart-Syndrom* nennt man diese Reaktion des Herzens auf starken emotionalen Stress.

Hilft Meditation, das kardiovaskuläre Risiko zu senken? Die oberste Instanz der Kardiologen in den USA – die American Heart Association (AHA) – ist vorsichtig optimistisch. Sie beurteilt die Studienlage so, dass sie auf einen möglichen Nutzen hinweisen. Allerdings sind Qualität und Anzahl der Daten dazu aus dem strengen wissenschaftlich-medizinischen Blick der AHA noch mangelhaft. Aufgrund der geringen Kosten und des niedrigen Risikos empfiehlt sie die Meditation als begleitende Maßnahme für alle, die für Lebensstiländerungen zugänglich sind, fordert aber gleichzeitig weitere und bessere Studien ein.

Dagegen sehr gut erforscht ist die Verbindung zwischen Stress und Blutdruck. Mehr als 4.000 Studien gibt es dazu. Vor fünfzig Jahren, als es noch keine Blutdruckmittel gab, haben die Ärzte den Bluthochdruck mit Beruhigungs- und Schlafmitteln therapiert. Faszinierend sind die Mindset-Studien zu Stress. *Mindset* können Sie sich vorstellen wie eine Brille oder Linse, durch die wir Informationen verarbeiten. Es ist unsere Sicht auf die Dinge, mit den Denkweisen, die wir pflegen.

Abiola Keller und ihre Kolleginnen von der Universität Wisconsin in Madison, USA, haben im Jahr 2012 eine bemerkenswerte Untersuchung veröffentlicht. Im *National Health Interview Survey* (NHIS) werden seit dem Jahr 1957 gesundheitsbezogene Daten zur US-amerikanischen Bevölkerung erhoben, und zwar sehr ausführlich durch persönliche Interviews in den Haushalten. Auf diese Erhebungen können Wissenschaftler dann zurückgreifen, um Zusammenhänge zu erforschen. So auch die Wisconsin-Forscherinnen. Sie haben sich über den Zeitraum von 1998 bis 2006, also acht Jahre lang, damit beschäftigt, wie sich das Mindset über Stress auf das Sterberisiko des *National Death Index* auswirkt. Rund jeder dritte US-Amerikaner nimmt Stress als Bedrohung seiner eigenen Gesundheit wahr. Die Forscher untersuchten den wahrgenommenen Stresslevel und die Einstellung zu Stress, also ob sie ihn für die Gesundheit als riskant empfinden oder nicht, und fanden etwas Bemerkenswertes heraus: Beides sind voneinander unabhängige Risikofaktoren für gesundheitliche Probleme. Das heißt: Es ist nicht gut, Stress zu erleben. Aber was der Gesundheit ebenfalls abträglich ist, ist eine innere Haltung, die Stress mit Sorge begegnet. Wenn beide Aspekte zusammentreffen, also jemand viel Stress empfindet und diesen als für die Gesundheit negativ beurteilt, schaukelt sich die Problematik massiv auf und das Risiko, früher zu sterben, ist deutlich erhöht: nämlich um dreiundvierzig Prozent. Die gesundheitlichen Folgen von Stress und einem destruktiven Mindset sind gewaltig.

Momentan wird Stress noch in erster Linie als körperliche Überlastung, zum Beispiel durch zu viel Arbeit, betrachtet. Gängige Stressmanagement-Strategien zielen auf Verhaltensänderungen ab. Diese Daten weisen aber darauf hin, dass Stress ganz wesentlich auch Kopfsache ist und die Gedanken über Stress die physiologischen Reaktionen des Körpers beeinflussen.

Wie würde es Ihnen gehen, wenn Sie plötzlich eine fünfminütige Rede über Ihre persönlichen Schwächen vor Gutachtern halten müssten? Sie werden von Scheinwerferlicht geblendet, eine Kamera ist auf Sie gerichtet. Und weil das noch nicht genug ist, strafen die Gutachter Sie mit bösen Blicken, Kopfschütteln und anderer negativer Mimik und Gestik. Danach kommt ein Mathetest mit Störaktionen der Gutachter – Psychologinnen verwenden solche Torturen gerne als sozialen Stresstest. Auch ein *Stroop-Test* wurde angehängt, wo Worte wie »rot« blau geschrieben sind und die Probandinnen die Farbe der Buchstaben rasch aufsagen müssen. Stellen Sie sich vor, Sie stehen vor solch einer stressigen Situation. Eine, die Ihr Blut mit Adrenalin, Noradrenalin und Kortisol vollpumpt. Die Art, wie Sie darüber denken, verändert gravierend, wie Ihr Körper reagiert.

Einer Gruppe von Menschen wurde vor dem Stresstest gesagt, dass sie gleich eine stressige Situation erleben werden. Ihr Herz würde schneller schlagen, damit das Gehirn mehr Sauerstoff bekommt. Das spürbare Adrenalin würde ihnen helfen, die Situation zu meistern. Die andere Gruppe bekam diese Information nicht. Wie Sie die Situation interpretieren, erzielte verblüffende Unterschiede. Die Versuchspersonen mit dem positiven Stress-Mindset nahmen ihre Ressourcen stärker wahr. Doch nicht nur das: Die Blutgefäße zogen sich weniger stark zusammen, man könnte auch sagen, dass sie nicht so stark verkrampften. Die Menge an Blut, die pro Minute aus dem Herzen gepumpt wird, erhöhte sich. Das bedeutet mehr Leistungsfähigkeit des Herzens mit milderer Verengung der Blutgefäße. Das Herz schlug schneller, die Blutgefäße blieben vergleichsweise entspannt. Bitte prägen Sie sich diesen letzten Satz ein, denn um die Konsequenz dieser Ergebnisse auf den Punkt zu bringen: Die Spannung unserer Blutgefäße wird über unsere *glatte Muskulatur* vermittelt – jene Muskulatur, von der man vor Jahren dachte, sie wäre willentlich nicht zu beeinflussen. Diese Annahme ist falsch, unser Mindset, der mentale Rahmen, durch den wir die Welt in unserem Gehirn verarbeiten, kann die glatten Muskeln der Gefäßwand verkrampfen oder entspannen, sie also steuern.

Alia J. Crum ist uns bereits begegnet, als es um Milchshakes ging. Sie zeigte mit anderen Studienautoren im Jahr 2017, wie das jeweilige Stress-Mindset sich hormonell auswirkt: Wer Stress positiver begegnet, hat weniger Kortisol-Erhöhung und mehr Dehydroepiandrosterone-Sulfat (DHEAS), ein anaboles, also körperlich aufbauendes und kräftiger machendes Hormon.

Um jetzt den Bogen zu Herz-Kreislauf-Erkrankungen zu spannen: Wenn wir davon überzeugt bist, dass unser Körper und dessen Reaktionen uns helfen, stressige Situationen zu meistern, dann treten genau die Dinge, die das Herzinfarktrisiko erhöhen – nämlich die Verengung der Blutgefäße – weniger stark auf. Unser Körper beginnt sich aufzubauen und einzustellen. Wenn wir Stress allerdings als Bedrohung sehen, erhöht sich das Risiko, dass die Blutgefäße verkrampfen und wir so früher oder später einen Herzinfarkt erleiden. Die Stanford-Psychologin Kelly McGonigal bringt es auf den Punkt: «When you change your mind about stress you can change your body's response to stress.»

Diese Ergebnisse passen perfekt zu den Studien, die wir im Laufe dieses Buches zum positiven Mindset kennengelernt haben, beispielsweise die zu den Zimmermädchen, die ihre Arbeit als Sport betrachtet haben. Das bedeutet aber auch, dass wir viel mehr Verantwortung dafür übernehmen müssen, was wir denken, sagen und wie wir es sagen. Verursachen hoher Wurst- und Fleischkonsum Krebs? Ist Zucker ungesund? Machen die Warnhinweise auf Zigarettenpackungen das Rauchen noch gefährlicher? Die Grenzen zwischen fachlich fundierter Aufklärung und selbsterfüllender Prophezeiung verschwimmen in Angesicht der obigen Ergebnisse. Klar ist, dass wissenschaftlich haltlose Verschwörungstheorien mentale Umweltverschmutzung und Gift für Körper und Geist sind. Unser Gedanken wirken auf unsere Physiologie, unsere Denkgewohnheiten prägen unseren Körper – sie graben sich als Veränderungen auf Ebene der Muskulatur, der Hormone und des Stoffwechsels ein. Daraus wächst die Verantwortung, noch genauer auf die Sprache mit uns selbst und anderen zu achten.

Erinnern Sie sich an Henri Benson? Sie haben ihn in

Zusammenhang mit der Entspannungsreaktion und Meditation kennengelernt. Am Benson Henry Institute des Massachusetts General Hospital in Boston, USA, laufen Studien wie Angebote zur *Mind Body Medicine*. Forscher haben dort in Zusammenarbeit mit Kollegen aus dem Nordosten der USA erkannt, dass die Entspannungsreaktion nicht nur auf die Physiologie des Körpers wirkt und beispielsweise den Blutdruck senkt. Sie haben auch entdeckt, dass sich bei Probanden, die über acht Wochen meditierten, eine Veränderung der Aktivität von 172 Genen zeigten. Gene, die auf unserer Erbsubstanz der DNS kodiert sind, können ein- und ausgeschaltet werden, sodass unsere Zellen je nach Umweltbedingungen unterschiedliche Proteine bilden. Die Entspannungsmeditation verändert die Regulierung von Genen, die zuständig sind für Entzündungsregulation, Tag-Nacht-Rhythmus, Glukose-Metabolismus und eben auch für die Senkung des Blutdrucks. Es ist faszinierend, dass die Kraft eines ruhigen Geistes selbst auf die Gene Auswirkungen hat!

DIE GAM-MEDITATION ZUR AKTIVIERUNG MENTALER SELBSTHEILUNG

In diesem Kapitel geht es in die Praxis. Dazu noch ein wichtiger Hinweis: Die GAM-Meditation ersetzt keine ärztliche Diagnose oder Therapie. Sie ist sehr wirkungsvoll, um Anspannungen loszulassen und auf der somatischen Ebene Entspannung und Regeneration zu erfahren. Mit ihr aktivieren Sie mental Ihre Selbstheilungsprozesse.

Im Buch *Alles reine Kopfsache* beschreiben meine Co-Autorin Pamela Obermaier und ich die Big Five für erfolgreiches mentales Training. Demnach brauchen wir fünf Komponenten, um Menschen wirkungsvoll von A nach B zu bringen: Entspannung, Fokus, Erwartung, Imagination und Konditionierung. Das Nachfolgewerk *Das Prinzip der Mühelosigkeit* wiederum beschreibt vier Hirnzustände, mit denen wir über uns selbst hinauswachsen: Achtsamkeit, Flow, Trance und Mindwandering.

Sie müssen die beiden Bücher nicht gelesen haben, um die GAM-Meditation zu verstehen, ich erkläre Ihnen die wichtigsten Punkte kurz und bündig.

Die Wirkung von Entspannung hat uns bereits ausführlich beschäftigt. Es ist noch wichtig zu erwähnen, dass im entspannten Zustand die Imagination verbessert wird. Es fällt Ihnen demnach leichter, Bilder im Kopf abzuspulen. Farben und andere Sinnesdrücke gewinnen in der Entspannung und mit fokussierter Aufmerksamkeit, der Trance, an Intensität. Das Rot wird roter, das Blau blauer. Unser Gehirn stellt sich nicht nur etwas vor, es erlebt dies im wahrsten Sinne des Wortes. Hier ist der Präcuneus beteiligt, eine Hirnregion im Scheitellappen. Er gehört zum »Ruhe-Netzwerk« unseres Gehirns. Wenn wir »nichts« tun und uns der Tagträumerei bzw. dem Mindwandering hingeben, ist dieses Netzwerk an Nervenzellen beschäftigt. Diese Hirnaktivierung findet auch statt, wenn uns Akupunkturnadeln piksen, und beflügelt unsere geistige Kreativität und unser Kopfkino. Wir können uns in Gedanken eine gesunde Version unseres Ichs basteln.

Entspannung fördert also Mindwandering und – im Zusammenspiel mit Fokus – Trance. Imagination wird in der Trance verbessert, sodass stärkere Reaktionen des limbischen Systems möglich werden. Sie sprechen quasi deutlicher mit Ihrem limbischen System. In der Trance können Sie auch Konditionierungen durchspielen. Das sind Wenn-dann-Verknüpfungen im Kopf. Zum Beispiel: »Wenn das Wetter sich ändert und Kopfweh ankündigt, bleibe ich entspannt und gelassen.« Sie lernen, sich neu auf Situationen einzustellen.

Achtsamkeit haben Sie auch schon kennengelernt. Durch das Beobachten, das offene Gewahrsein, kommen Sie in einen Zustand der Akzeptanz. Ihr Gehirn geht von der Anspannung in den Zustimmungsmodus. Das ist wichtig, denn Aufmerksamkeit und Kampf gegen ein Problem verstärken und verfestigen es nur. Auch der Flow ist ein Zustand der Akzeptanz, bei dem Sie auf das konzentriert sind, was Sie gerade tun. Dieser Zustand kann heilsam sein und wird durch die GAM-Meditation gestärkt.

Der Akzeptanz- oder Zustimmungszustand unseres Gehirns hilft dabei, die Anspannung loszulassen. Dadurch wird das Problem meist schon verringert, vor allem aber beweglicher und damit leichter veränderbar.

Nehmen Sie nun einen Geldschein. Vielleicht finden Sie in Ihrer Brieftasche einen Zwanzigeuroschein oder sogar hundert Euro. Ganz egal, nehmen Sie den Geldschein und sagen Sie laut, was dieser wert ist. In meinem Fall sind es zwanzig Euro. Nun falten Sie den Geldschein mehrmals zusammen. Wie viel ist er nun wert? Bei mir bleibt es bei den zwanzig Euro. Und nun können Sie den Schein zerknüllen, auf den Boden werfen und draufsteigen. Was ist nun der Wert der Note?
Bei mir sind es immer noch zwanzig Euro.

Wissen Sie, mit uns Menschen ist es dasselbe. Völlig egal, was Ihnen widerfährt, welche Belastungen Sie haben oder was Sie nicht oder nicht mehr können. Ihr Wert verändert sich dadurch nicht. Diese kleine Demonstration veranschaulicht, worum es geht: Ihren Selbstwert. Ihr Selbstwert ist da und unveränderlich. Wenn Sie mir nun nicht nur im Verstand zunicken, sondern auch auf der Ebene Ihrer Gefühle, dann haben Sie die Basis dessen, was wirklich wichtig ist.

Das Fundament für Ihr gesundes oder zumindest zufriedenes Leben ist Ihr Selbstwertgefühl.

Akzeptanz beginnt immer bei Selbstakzeptanz. Mir hat eine Formel sehr geholfen, die ich mir immer wieder gesagt habe und über die ich immer wieder nachgedacht habe. Die Formel lautet: »Du hast das Recht zu sein, wer du bist, wo du bist und wie du bist!«

Kürzlich gab es auf der Straße folgendes Szenario: Die Ampel ist grün, eine Fußgängerin überquert die Straße. Plötzlich fährt ein Auto ein und bleibt stehen, um nach ihr abzubiegen. Ihre Reaktion: Sie fängt trotz grüner Ampel an zu laufen und wird erst wieder langsamer, als sie wieder auf dem Gehsteig steht – ein klarer Verstoß gegen die Formel.

Nehmen Sie sich fünfzehn Minuten Zeit und überlegen Sie sich an einem ruhigen Ort ganz entspannt, wo Sie noch mehr nach diesem Satz leben können. Stellen Sie sich vor, wie Sie mit diesem Satz neu denken, fühlen oder handeln. »Wenn … passiert, denke, fühle oder tue ich nun …« Ergänzen Sie!

Falls Sie ungeduldig werden, wo denn nun die GAM-Meditation ist: Wir sind schon mittendrin! Wenn Sie die Übung gemacht haben, waren Sie entspannt und fokussiert, Sie haben imaginiert und haben eine Wenn-dann-Verknüpfung durchgespielt. Sie waren in der Trance.

Trance ist eine Art gesteuertes Mindwandering. Ihr Tagträumen wird auf einen neuen Zustand ausgerichtet, Ihr Gehirn lernt etwas. Die Abfolge der beiden Übungen mit dem

Geldschein und der Selbstwert-Formel war bewusst ausgewählt: zuerst die Akzeptanz, dann die Lösung!

Dieses Prinzip werden wir weiter verfeinern. Die Akzeptanz können Sie mithilfe von Präsenz weiter steigern. Präsenz bedeutet, im Hier und Jetzt zu sein. Von den alten Huna-Schamanen über den spirituellen Superstar Eckhart Tolle bis hin zu den MBSR-Studien an den renommiertesten Hochschulen auf diesen Planeten – sie alle berufen sich auf die Gegenwart und darauf, wie wichtig es ist, den Moment bewusst zu erleben.

Bei Eckhart Tolle erleben wir das Sein, das Göttliche, wenn wir das Denken stoppen. So weit müssen wir aber gar nicht gehen. Ganz pragmatisch können Sie sich bequem hinsetzen und mit geschlossenen Augen die folgende Übung machen. Sie haben dazu drei Möglichkeiten: Sie lassen sich den Text langsam vorlesen, Sie besprechen die Memo-App auf Ihrem Handy und leiten sich mit der Sprachaufnahme selbst an oder Sie gehen auf https://ifmes.at/gam und geben als Passwort »GAM2020« ein. In diesem Fall leite ich für Sie diese und die anderen Übungen an.

Spüren Sie in Ihren Körper hinein, vom Kopf bis zu den Füßen. Wie steht der Kopf? Was machen die Schultern? Die Hände? Der Oberkörper? Die Beine? Die Füße? Gehen Sie mit Ihrer Aufmerksamkeit bewusst in Ihre Füße hinein – sind sie eher kalt oder warm? Können Sie den Boden unter Ihren Füßen wahrnehmen? Ganz egal, was Sie wahrnehmen, beobachten Sie es.
Spannen Sie die Füße kurz an, während Sie ganz normal weiteratmen. Mit dem nächsten Ausatmen lassen Sie die Füße ganz bewusst wieder los.
Wenden Sie sich nun der Reihe nach den Beinen, dem Gesäß und dem Rücken zu. Spannen Sie jeweils kurz an und lassen Sie dann die Spannung wieder los.

> Spüren Sie einmal bewusst in Ihre Schulter hinein. Lassen Sie sie immer weicher werden, so als ob sie in Gedanken von tausend kleinen Händen massiert werden. Stellen Sie sich vor, wie die Hände weiterwandern – über den Nacken, den Hinterkopf, den Kopf, die Stirn, die Wangen, den Mund und den Kiefer.
> Lassen Sie den Unterkiefer fallen und spüren Sie, wie die Entspannung über den ganzen Körper hinunterwandert – bis zu Ihren Füßen zurück. Öffnen Sie in Ihrem eigenen Tempo die Augen.

Diese einfache Entspannungs- und Körperwahrnehmungsübung ist die erste Methode, die ich den Absolventinnen meiner Ausbildung zur diplomierten Mentaltrainerin beibringe. Sie ist die Basis für viele tiefergreifende Techniken. Mit dieser Methode kehren wir unsere Aufmerksamkeit rasch von außen nach innen – die Insula wird geschult.

Nachdem Sie die Übung ein paar Mal praktiziert haben, werden Sie Ihren Körper bereits bewusster wahrnehmen. Im nächsten Schritt geht es darum, möglichst den ganzen Körper wahrzunehmen. Sie können das Ende der Übung oben, wenn Sie mit der Aufmerksamkeit wieder zu den Füssen wandern, abändern und um folgende Übung ergänzen:

> Halten Sie die Augen geschlossen und versuchen Sie ein Kribbeln wahrzunehmen, das von den Füßen langsam über die Beine und den ganzen Körper wandert. Lassen Sie es strömen, bis Ihr ganzer Körper ein wenig vibriert.

Den ganzen Körper intensiv spüren zu können ist die Basis für eine starke Präsenz. Sie können diese Praxis unterstützen, indem Sie Ihren Körper abklopfen oder eine Minute kalt duschen. Sie werden bemerken: Der Körper wird zu einem wirkungsvollen Anker für Ihre Gegenwart.

Wie können Sie nun von dieser intensiven Empfindung konkret profitieren? Dazu ein kleines Experiment:

Suchen Sie sich am Körper einen Punkt, der beim Drücken etwas wehtut. Drücken Sie und versuchen Sie in Gedanken dagegen anzukämpfen. Sie dürfen sich auch darüber ärgern oder sich »schlecht« fühlen. Ermitteln Sie Ihren Leidensdruck von 0 (nichts) bis 10 (tut höllisch weh).

Führen Sie diese Übung ein zweites Mal durch, nur diesmal spüren Sie so gut es geht in Ihren ganzen Körper hinein. Schenken Sie dem Druckpunkt nicht mehr Aufmerksamkeit als allem anderen. Bleiben Sie ruhig, atmen Sie gleichmäßig und ermitteln Sie wieder Ihren Schmerzpegel. Wahrscheinlich sind die Schmerzen im zweiten Szenario deutlich geringer.

Bleiben Sie bei sich, bleiben Sie präsent und lassen Sie sich von Problemen nicht in einen Sumpf ziehen. Akzeptanz schlägt Anspannung, Druck und Wille.

Damit kommen wir gleich zur nächsten Übung, die auch schon in *Alles reine Kopfsache* vorgestellt wurde. Sie ist aus dem MBSR-Programm von Jon Kabat-Zinn.

Stellen Sie sich vor, Sie kommen vom Mars und wurden auf der Erde abgesetzt. Ihre Aufgabe lautet, Gegenstände auf der Erde zu erforschen.
Nehmen Sie eine Rosine in die Hand und schließen Sie die Augen. Falls Sie gerade keine zur Hand haben, nehmen Sie irgendeinen anderen essbaren Gegenstand. Nehmen Sie Folgendes wahr: Gewicht, Temperatur, Form/Oberfläche und auch Konsistenz und Nachgiebigkeit. Halten Sie die Rosine ans Ohr und horchen Sie! Riechen Sie an der Rosine!
Öffnen Sie die Augen und betrachten Sie die Rosine. Welche Farbe hat sie? Wie ist die Oberfläche beschaffen? Wie bricht das Licht auf ihr? Essen Sie die Rosine! Nehmen Sie sie auf der Zunge, beim Zerkauen und beim Schlucken wahr. Welche Eigenschaften haben Sie festgestellt? Schreiben Sie mindestens fünfzehn Attribute auf.

Wenn Sie Dinge notiert haben wie »riecht unangenehm« oder »mich ekelt es vor Rosinen«, beginnen Sie die Übung von vorne. Es geht darum, zu beobachten und zu beschreiben, ohne zu bewerten oder etwas verändern zu wollen.

Was hat das alles nun mit Ihrer Gesundheit zu tun? Zum einen ist dieses Achtsamkeitstraining Balsam für die Psyche. Sie stärken Ihr Stirnhirn mit seiner Fähigkeit zur Konzentration und emotionalen Kontrolle. Zum anderen können Sie dieses Konzept nun auf Probleme aller Art anwenden.

Schärfen Sie immer wieder, nicht nur bei Rosinen, Ihre Beobachtungsgabe und übertragen Sie diesen Ansatz auf Probleme. Nehmen wir an, Sie hätten chronische Knieschmerzen aufgrund einer ärztlich abgeklärten Arthrose:

Beobachten Sie den Schmerz analog zur Rosine und suchen Sie mindestens zehn Eigenschaften, die ihn kennzeichnen. Ist der Schmerz ziehend oder klopfend? Ist die schmerzende Fläche groß oder klein, rund oder eckig? Wie würde sich der Bereich anfühlen, wenn Sie ihn berührten? Warm oder kalt? Rau oder eckig? Sie werden viel finden, ganz bestimmt! Natürlich dürfen Sie auch die Gedanken und Gefühle wahrnehmen und beschreiben, die Sie mit dem Schmerz verbinden: Welche Gedanken kommen Ihnen in den Sinn? Welche Gefühle? Angst, Ärger, Trauer? Notieren Sie Ihre Beobachtungen!

Schreiben ist eine Form von Trance – Sie sind aufmerksam und blenden alles andere aus. Sie sehen, auch gesundheitliche Probleme können Sie wie eine Rosine erkunden und so zu mehr Akzeptanz finden.

Wenn Sie diese Übung gemacht haben, können Sie zum nächsten Schritt übergehen. Die folgende Methode ist an eine Mentaltechnik angelehnt, die an der Universität Hamburg entwickelt und erforscht wurde: die Introvision. Im Prinzip wechseln sich die Wahrnehmung für das Problem und allgemeine Achtsamkeit ab.

Wählen Sie etwas aus, das Ihnen Stress bereitet. Der Einfachheit halber bleibe ich bei der Kniearthrose. Beschreiben Sie Ihr Problem genau.
Schließen Sie die Augen und begeben Sie sich in Ihrer Vorstellung in diese Situation. Schreiben Sie auf, was Sie gedacht haben. Filtern Sie aus dem Geschriebenen: Was ist das Schwierige daran? Suchen Sie den eigentlich belastenden Satz.

Schätzen Sie die Belastung von 0 bis 10 (0 kein Stress, 10 hohe Belastung) ein. Formulieren Sie den Satz um in »Es kann sein, dass ...«. Nehmen Sie wahr (ohne zu bewerten oder verändern zu wollen), was in Ihnen passiert, und weiten Sie Ihre Wahrnehmung langsam aus. Von der Atmung über den ganzen Körper, über Gefühle bis hin zu Gedanken. Bleiben Sie, solange Sie können, in diesem Zustand der weiten Beobachtung.
Dann gönnen Sie sich eine Pause, machen Sie bewusst etwas anderes. Nach ein paar Minuten können Sie in Runde zwei gehen. Formulieren Sie wieder den Satz »Es kann sein, dass ...« und schätzen Sie die Belastung von 0 bis 10 ein. Beobachten Sie, was passiert. Die Wahrnehmung breitet sich langsam wieder aus von Atem über Körper, Gefühle und Gedanken. Bleiben Sie, solange Sie können, in diesem Zustand der weiten Beobachtung und wiederholen Sie die Übung. Sie können den Satz umformulieren oder verändern.
Gönnen Sie sich diese Übung regelmäßig für ein paar Wochen. Vielleicht bemerken Sie, dass die Belastung immer schwächer wird und Ihr Stresspegel immer mehr Richtung 0 wandert.

Wenn das so ist, ist das wunderbar. Falls sich nicht viel verändert hat, können Sie es auch mit Klopftechniken versuchen. Eine Anleitung stelle ich Ihnen ebenfalls im Online-Bereich zur Verfügung. Diese Übungen basieren auf dem Prinzip der Kontrastierung. Durch das Denken an ein Problem werden die entsprechenden Nervennetze aktiviert. Das ist wichtig, denn nur erregte Nervenzellen sind neuroplastisch veränderbar. Erinnern Sie sich an das Kapitel der drei Ebenen psychischer Probleme? Wir haben uns hier dem expliziten Teil des Eisbergs über der Wasseroberfläche gewidmet.

Nun tauchen wir in die Tiefen der unbewussten, impliziten Ebenen. Mit anderen Worten: Wir kommunizieren mit dem limbischen System, in erster Linie mit den Basalganglien, und verändern die Signale des vegetativen Nervensystems im körperlichen Bereich. Das geht bis zur Balance des Th1-Th2-Systems, der Entkrampfung der glatten Muskulatur und der Imaginationen, die unsere Physiologie wohlwollend beeinflussen sollen.

Denn nun kommen wir zur eigentlichen GAM-Meditation. GAM steht übrigens für *Gedanken als Medizin*, falls Sie sich das schon gefragt haben.

Setzen Sie sich bequem hin und schließen Sie die Augen. Gehen Sie in Gedanken in die negative Körperempfindung. Das kann ein Schmerz, eine Verspannung oder etwas anderes Körperliches sein. Beschreiben Sie dieses Problem möglichst genau nach dem Rosinenprinzip. In diesem Fall darf auch Fantasie ins Spiel kommen: Größe, Form, Festigkeit, Kontur, Temperatur – auch gedachte oder hypothetische Eigenschaften zählen, sofern Sie diesen zustimmen können.
Geben Sie dem Problem, ich bleibe beim schmerzenden Knie, eine konkrete Farbe. Lassen Sie hier einfach Ihre Intuition walten. Wählen Sie nicht nur rot, sondern beschreiben die Farbe möglichst genau. Vielleicht ist es ja ein Zinnoberrot?
Versuchen Sie, das Problem in irgendeiner Form in Bewegung zu bringen. Vielleicht ist es wie ein Knoten, den Sie öffnen können. Eine Kugel, die sich drehen lässt. Ein Würfel, den Sie herausheben können. Spüren Sie, wie die Farbe wandert und vielleicht sogar aus dem Körper austreten kann.
Im nächsten Schritt können Sie sich einen Topf mit weißer Farbe vorstellen, der neben Ihnen steht. Stellen Sie sich vor, wie Sie mit dem Pinsel in den Topf fahren und Pinselstrich für Pinselstrich die neue Farbe auftragen.

Spüren Sie, wie diese wie eine Creme oder Salbe einzieht. Die Stelle wird immer weißer, die Farbe wandert in Gedanken über die Haut bis hinein ins Gewebe. Jede Muskelfaser, jede Sehne wird von weißer Farbe durchtränkt.
Beobachten Sie sich in Ihrer Vorstellung von allen Seiten. Überprüfen Sie, ob noch mehr oder eine andere Farbe benötigt wird. Alles, was entspannt und Ihnen guttut, ist erlaubt!

Am Institut für mentale Erfolgsstrategien konnten wir zeigen, dass sich mit dieser Grundtechnik bereits rasch fünfzig bis siebzig Prozent der Anspannungen lösen. Durch wiederholten Einsatz verbessert sich die Wirkung. Sie können immer wieder mit weißer oder Ihrer persönlichen Wohlfühlfarbe trainieren. Den ersten Teil, die Problembeschreibung, können Sie beim zukünftigen Trainieren weglassen.

Die Methode beruht darauf, zunächst Akzeptanz herzustellen und dann ein *Reframing* durchzuführen. Reframing bedeutet, Ihrem Problem einen neuen Rahmen zu geben. In diesem Fall bekommt es eine neue Farbe. Die Imagination neutralisiert die Emotion und führt zu einer tiefgreifenden Entspannung von Muskeln und Sehnen. Durch diese Intervention wird das Problem also auch somatisch angesprochen.

Ich bin immer wieder erstaunt, wie wirksam diese einfache Mentaltechnik ist, die ich *Tension-Release* bzw. *Grundstufe der GAM-Meditation* nenne. Eine Klientin, die diese Technik zur Entspannung lernen wollte, berichtete, dass sich danach ihre Migräne in Luft aufgelöst hat. Bis jetzt sind keine weiteren Migräneattacken aufgetaucht. Bei einem anderen Kursteilnehmer hat sich mit dieser Methode der Tinnitus verbessert. Er ging dann mit einer weiteren Visualisierungsübung, in der er den Ton wie bei einer Musikanlage in Gedanken abdrehte, fast ganz weg. Ähnliche Effekte konnte ich auch bei Reizdarm und Morbus Crohn mit der GAM-Meditation beobachten.

Diese Übung ist keine »Wunderheilung« und zielt auch nicht darauf ab, Schmerzen oder sonstige Krankheiten zu heilen. Ihr Ziel ist es, Anspannung zu lösen. Weiter vorne in der Abbildung haben Sie gesehen, dass ein Problem die Anspannung erhöht und Anspannung das Problem vergrößert.

Wenn Sie die Lösungsfarbe mit einer Wenn-dann-Suggestion verbinden und im Kopf bei geschlossenen Augen immer wieder durchgehen, trainieren Sie die GAM-Grundstufe. Beispiele für solche Suggestionen:

Immer wenn sich Migräne ankündigt, spüre ich, wie mein Kopf kühl bleibt.

Immer wenn mein Knie schmerzt, bemerke ich, wie die weiße Farbe eindringt und alles entspannt und löst.

Immer wenn der Darm sich bemerkbar macht, bleibe ich gelassen und entspanne den ganzen Bauch.

Die GAM-Vertiefung arbeitet mit noch konkreteren Bildern und versucht das Problem in einen größeren Sinnzusammenhang zu stellen. Hier kommt der spirituelle Aspekt zum Tragen, der sich in den Schmerzstudien als effektiv erwies und den ich Ihnen im nächsten Kapitel näherbringe. Sie werden bereits mit der Grundstufe der GAM-Meditation mehr Lebensqualität erfahren – versprochen!

Natürlich können Sie die GAM-Meditation wunderbar mit Entspannungstechniken und anderen Meditationen kombinieren. Zum Beispiel mit der Vagus-Meditation.

Bauen Sie dazu die drei S ein: Schnurren, Summen, Singen. Drücken Sie leicht gegen die geschlossenen Augenlider. Hören Sie Musik mit tiefen Tönen, beispielsweise von Didgeridoos, um in die Entspannung zu kommen. Sie können diese Übungen vor oder nach der GAM-Meditation durchführen. Am besten wechseln Sie ein wenig ab, denn Ihr Hippocampus findet Routinen langweilig.

Falls Sie die fünfte Komponente der Big Five vermisst haben: Die Erwartung kommt von innen, aus Ihren bisherigen Erfahrungen und Glaubenssystemen. Hier kommt es auf die richtige Inszenierung an. Was haben Sie als Kind gelernt? Wenn Sie aus einem katholischen Elternhaus kommen, ist eine Rückbesinnung auf die Kirche etwas, mit dem Sie sich beschäftigen können. Wenn Sie von früh auf positive Erfahrungen mit Ärzten gemacht haben, ist ein medizinischer Kontext vorteilhaft.

Davon unabhängig empfehle ich Ihnen eine ausreichende Dosis Natur. Spaziergänge in der Natur erholen das Stirnhirn, fördern kreatives Denken und haben einen entspannenden Effekt. Nicht umsonst sind Immobilien in Grünlage, an einem Wasser oder mit Weitblick besonders teuer. Unser Gehirn liebt Vegetation als Schutz und Nahrung, Wasser zum Trinken und den Überblick, um etwaige Gefahren rechtzeitig erkennen zu können. Das Phänomen, wie Natur unser Gehirn positiv anregt, nennt sich *soft fascination effect*.

Leider hat nicht jeder üppige Natur vor der Haustür. Doch der kleine Park ums Eck, die Zimmerpflanze am Schreibtisch und auch ein Bild vom Amazonas sind besser als nichts. Mit Virtual-Reality-(VR-)Technologien kann jeder intensive Naturerlebnisse auf Knopfdruck genießen.

Dabei sieht man zum Beispiel den Hochkönig, einen Wasserfall im australischen Dschungel, oder schroffe Küsten Südnorwegens im realistischen 360-Grad-Modus. Unser Gehirn taucht in diese neuen Welten ein.

Das Ziel mentaler Erfolgsstrategien ist es zu helfen, die neuronale, hormonelle, immune und psychische Ebene in Einklang zu bringen. Geist und Körper sind eng miteinander verzahnt. Chronische Krankheiten entstehen immer in einem psychischen Kontext und werden in diesem aufrechterhalten. Im selben Kontext können sie allerdings häufig so weit gelöst werden, dass die medizinische Therapie besser greift.

Chronische Krankheiten »seelenlos« heilen zu wollen ist, wie sich nur auf einem Bein fortzubewegen. Das geht schwierig, langsam und wir stolpern oft. Mit beiden Beinen ist es wesentlich einfacher zu gehen.

DAS GANZE UND SEINE TEILE

»Kaffee mit Milch und…« Vermutlich haben Sie den Satz schon in Gedanken mit »Zucker« ergänzt und wären überrascht, wenn ich diesen Satz mit »Mehl« fortsetzen würde. Im Drang, Ihr Überleben zu sichern, muss Ihr Gehirn seiner Zeit immer ein klein wenig voraus sein. Das heißt, Ihr Gehirn trifft Annahmen darüber, was in den nächsten Sekunden passieren wird. Die Hirnforschung nennt dieses Phänomen *Predictive coding*. Manche Wissenschaftler wie Karl Friston, Neurowissenschaftler am University College in London, gehen sogar so weit, darin die Hauptaufgabe unseres Gehirns zu sehen. Die Placebo-Wirkung ist ein Beispiel dafür, dass das Gehirn nicht nur die Zukunft voraussagt, sogar entsprechend der Prognose zu gestalten versucht. Das bedeutet, dass sich Erwartungshaltung und Mindset spezifisch auf die Physiologie des Körpers auswirken. Für die Wissenschaft über den Zusammenhang von Geist, Gehirn und Gesundheit kommt das einer Revolution gleich.

Unsere gemeinsame Entdeckungsreise in die Welt von *Gedanken als Medizin* hat Erstaunliches offenbart. Das Phänomen *Selbstheilung* ist dabei äußerst vielschichtig. Es handelt sich um Mechanismen, die weitgehend unbewusst ablaufen. Wir können die Kräfte, die hier wirken, nicht unmittelbar wahrnehmen, sehr wohl aber deren Konsequenzen. Stellen Sie sich vor, Sie schneiden sich in den Finger. Als Erstes fließt Blut und etwaiger Schmutz wie auch Krankheitserreger werden aus der Wunde rausgespült. Danach beginnt das Blut zu verdicken und ein erster provisorischer Deckel verschließt die Wunde. So wird sichergestellt, dass Sie nicht verbluten. Dann wird ein Verschluss gebastelt, der möglichst jenen Zustand wiederherstellt, den Sie vor dem Schnitt hatten. Sie spüren diese Aktivität in Form von Kribbeln und Jucken an der Wundstelle. Idealerweise ist danach alles so wie vorher. Bei größeren Wunden bleiben Narben. Selbst bei diesem banalen und scheinbar ohne Gehirn ablaufenden Prozess wirkt die Psyche mit, wie wir in dem Buch diskutiert haben. Die Wundheilung wird durch Stress gebremst. Unsere Psyche wirkt über das Gehirn auf Immunsystem, Hormone und Selbstheilungsprozesse aller Art. Selbstheilung können wir über unseren mentalen Zustand hemmen oder aktivieren. Um diesen Einfluss auf die Selbstheilung geht es ebenfalls in diesem Buch.

Es gibt selbstverständlich auch viele andere Formen, wie Selbstheilung aktiviert werden kann. Ein Beispiel sind Schutzimpfungen. Das Immunsystem wird durch unschädliche Proteine von Krankheitserregern gereizt und lernt so, sich gegen die Eindringlinge zu wappnen. Auch Ernährung, Bewegung und viele manuelle Therapien können die Selbstheilung fördern.

Dass es überhaupt Selbstheilung gibt, ist ein Ergebnis der

Evolution – sie erhöht unsere Überlebens- und damit auch Fortpflanzungschancen. Wussten Sie, dass sich die Zellen und damit Organe in Ihrem Körper ständig erneuern? Der Mensch ist ein wahres Regenerationswunder. Alle acht Monate erneuert sich die Lunge, alle sechs Wochen die Leber, alle acht Wochen die Nieren, alle vier Wochen die komplette Haut und vierundzwanzig bis zweiundsiebzig Stunden benötigen unsere Schleimhäute für eine vollständige Regeneration. Wenn der Organismus sich ständig erneuert und wir alle in ein paar Jahren materiell jemand anderer sind, stellt sich eine entscheidende Frage: Warum gibt es überhaupt chronische Erkrankungen, die trotz dieser permanenten Veränderung weiter bestehen? Nicht die Selbstheilung ist das Verwunderliche, sondern dass Krankheiten sich der Regeneration entziehen können.

Stellen Sie sich vor, Sie versalzen sich die Suppe im Teller. Sie würgen trotzdem Löffel für Löffel runter und füllen den Teller mit frischer Suppe auf. Wenn Sie das wiederholt tun, wird das Salz immer weniger und die Suppe ist irgendwann nicht mehr versalzen, sondern bekömmlich. Genau das passiert bei chronischen Erkrankungen nicht, weil nicht der eine Teller versalzen ist, sondern das Rezept für Ihre Suppe einen eklatanten Fehler enthält. Es geht also nicht um die Materie, um die Substanz, denn die erneuert sich, sondern um die Steuerung des Systems und die Information, die dahintersteckt. Gesundheit oder Krankheit schlagen sich in Form von Information nieder. Ein großer Teil dieser Information nimmt seinen Ursprung im Gehirn.

Als Joseph Lister im Jahr 1867 die Hypothese aufstellte, die hohe Sterberate nach Operationen werde durch Infektionen verursacht, sorgte dies für Gelächter und Unverständnis bei den Kollegen seiner Zunft. Händewaschen? Ja, aber nicht vor, sondern nach Operationen – so war es damals gängige Praxis. Auch der ungarisch-österreichische Frauenarzt Ignaz Semmelweis führte das häufigere Auftreten von Kindbettfieber in öffentlichen Kliniken auf mangelnde Hygiene bei Ärzten und Krankenhauspersonal zurück und bemühte sich, Hygienevorschriften einzuführen. Weil keiner den Grund verstand, wurde er nicht ernst genommen und ausgelacht. Wenn wir nicht verstehen, warum wir etwas tun sollen, wird es schwierig, neue Verhaltensweisen anzunehmen. Der Blick ins Hirn kann helfen, manches besser zu verstehen, um es als mentale Erfolgsstrategien einzusetzen. Die Themen »Gedankenkraft«, »Selbstheilung« und »Spiritualität« klingen für viele europäische Wissenschaftlerinnen und Ärztinnen spekulativ, haben aber neurowissenschaftliche Plausibilität. Die meisten zitierten Studien in diesem Bereich stammen aus den USA. Die US-Amerikaner gehen viele Dinge in der Wissenschaft wesentlich unbefangener und progressiver an, nicht mal vor Untersuchungen zu Gebeten machen die puritanischen Kräfte halt. An dieser Stelle möchte ich diesem Denken meinen Tribut zollen und mich explizit für diese Offenheit bedanken.

Dank der Studien von Ellen J. Langer, Alia Crum und vielen anderen können wir nicht nur besser verstehen, wie Gedanken wirken, sondern auch, wie wir daraus Kapital schlagen können. Welche Gedanken unterstützen unsere Gesundheit? Mit welchen Bildern und Worten lassen sich Selbstheilungsmechanismen anregen und stärken? Wichtig ist, dass dieser Gedanke auch in irgendeiner Form spür- und erlebbar für Sie wird. Dadurch gewinnt er an Einfluss. Der Gedanke gewinnt an körperlichem Erleben und spricht exakt die Sprache des limbischen Systems. Vorstellungen mit allen fünf Sinnen und möglichst starker Empfindung stellen den Königsweg zu *Gedanken als Medizin* dar.

Vielleicht haben Sie sich immer wieder am Begriff »Gedanken« gerieben. Unter Umständen werden Sie sich gefragt haben, warum das Buch nicht den Titel *Gefühle als Medizin* trägt, immerhin geht es auf limbischer Ebene um Empfindungen und Emotionen. Dazu machen wir einen kurzen

Abstecher nach England ins Jahr 1970. Der Tierhändler Roy Tutt verkündete den Medien, er habe eine Kreuzung zwischen einem Hund und einer Katze zustande gebracht. In der österreichischen Presse sprach man von »Huntzen«. Die wissenschaftliche Sensation entpuppte sich als Fake. »Huntzen«, also Hybride zwischen Hund und Katze, sind biologisch nicht möglich, weil deren Erbgut zu unterschiedlich ist. Aber eine spezielle Form von »Huntzen« gibt es dennoch – nämlich in unserem Gehirn. Und da sind wir genau beim Thema unserer Gedanken und Emotionen. Stellen Sie sich vor: Gedanken sind wie treue Hundeseelen, Gefühle wie eigensinnige Samptpfoten. Neurobiologisch bilden beide eine Einheit, eine nicht trennbare Kreuzung. Für die, die es genau wissen wollen: Im ventro-medialen präfrontalen Cortex wird Kognition mit Emotion verzahnt, dort entstehen unsere »Huntzen«. Jeder Gedanke verbindet sich im Stirnhirn mit einem Gefühl, jedes Gefühl mit einem Gedanken. Stellen Sie sich nun vor, wie Sie dieses Mischwesen, halb Hund, halb Katze, rufen. Während der Gedanke bewusst kontrolliert werden kann, ist die willkürliche Beeinflussung der Gefühle allerdings nicht möglich. Hunde haben eben Herrchen, Katzen haben Diener.

Gefühle, Emotionen, Stimmungen – sie lassen sich indirekt über Gedanken, also Bilder und Worte, verändern. Anders ausgedrückt, um bei der tierischen Metapher zu bleiben: Während die Katze nicht auf Ihre Befehle reagiert, folgt der Hund Ihren Rufen und die Katze muss gezwungenermaßen mitgehen. Auch wenn Gefühle die Macht über unseren Körper haben, können wir sie über unsere Gedanken – Worte wie Bilder – kontrollieren.

Es gibt noch einen Code, der auf unser limbisches System funkt: nonverbale Signale, also Mimik, Gestik, Körperhaltung – und natürlich auch die Stimme. Hier geht es vor allem darum, dass Ärzte, Therapeuten und das Umfeld generell Kompetenz und Wärme ausstrahlen sollten.

Vielleicht hat es sie erstaunt, in welcher Weise die Psyche auf Krankheiten wirkt. Stress und Entzündung sind Teil unseres Überlebensprogramms, aber nur auf kurze Sicht von Vorteil. Wenn wir unter Dauerfeuer stehen, werden wir krank. Da Krankheit – vor allem wenn es sich um stark lebenseinschränkende oder bedrohliche Formen handelt – ebenso mit Stress und Entzündung einhergeht, entsteht daraus ein Teufelskreis. Gesunden Stress gibt es in dem Sinne nicht, aber: Wenn wir Probleme als Herausforderungen betrachten, den beschleunigten Herzschlag bei schwierigen Situationen als unterstützend empfinden, ist die Stressreaktion der Blutgefäße deutlich vermindert. Der Körper ist im Leistungsmodus.

Formulierungen wie *Die Kraft der Gedanken* und *Gedanken als Medizin* klingen für viele esoterisch. Das liegt zum einen an einschlägiger Literatur, die leider das Kind mit dem Bade ausgegossen hat – siehe Humbug rund um die Quantenphysik. Zum anderen liegt es aber auch an der falschen Vorstellung, Gedanken wären etwas Immaterielles, nicht Greifbares. Wenn Hirnforscher von Gedanken oder Gefühlen sprechen, dann meinen sie Funktionen, Informationen, auf Grundlage unserer Struktur, den Nervenzellen und dem Gehirn. Während Sie diese Zeilen lesen, erleben Sie den Zusammenhang. Da sind einerseits das Papier und die Druckerschwärze der Buchstaben des Wortes »Haus« und andererseits haben Sie eine Bedeutung des Wortes im Kopf. Vielleicht verbinden Sie es mit einem Gefühl von Sicherheit und Heimat oder ärgern sich, dass die Baufirma den Kostenvoranschlag überschritten hat. Johann Wolfgang von Goethe hatte recht, wenn er meinte: »Gefühl ist alles; Name ist Schall und Rauch.«

Unsere Gedanken gehen immer mit Nervenmustern einher, also Nervennetzen, die Strom leiten und Chemie freisetzen und so auf unbewusster Ebene den Körper beeinflussen. Der Strom und die Chemie und mit ihnen die

Informationen werden einfach auf den Körper übertragen. So können uns Gedanken nicht nur krank machen oder zu vorzeitigem Tod führen, sondern umgekehrt wie Medizin wirken und uns heilen. Dafür brauchen wir kein Konzept einer Lebensenergie, keine Quantenphysik, keine Akupunkturpunkte und auch keine homöopathischen Mittel. Der Effekt ist in unserem Kopf. Es geht darum, dass Entspannung eintritt, wir Vertrauen schöpfen und unsere Imagination so verläuft, dass sich unsere Physiologie auf ein neues Szenario einstellt.

Chronische Erkrankungen sind keine rein körperlichen Phänomene, sondern die Seele spielt immer mit. So wie wir den Körper mit Medikamenten, Operationen und Medizintechnik behandeln können, können wir ihn auch mit unseren Gedanken behandeln. Wer psychisch oder physisch Gesundung erzielen möchte, sollte sich daranmachen, auch im limbischen System Heilung zu erlangen. Dabei wissen wir: Entspannungstechniken, Meditation und innere Bilder verbessern die Lebensqualität und wirken positiv auf das Immunsystem ein. In diesem Buch haben wir enthüllt, dass Meditationen die klassischen Entspannungstechniken um Längen schlagen. Entspannungstechniken bieten gesundheitliche Vorteile, sind aber weniger stark wirksam wie Meditationen. Achtsamkeit und Fokus auf ein Mantra bieten eindeutige Vorzüge. Insbesondere die Konzentration auf ein Mantra und die Achtsamkeit lege ich Ihnen sehr ans Herz. Sie sind das Fundament mentaler Selbstheilung.

Die Imagination geht noch einen Schritt weiter und greift auf Gehirnprozesse zurück, die auf den Körper einwirken – mitunter sogar auf hochspezifische Art und Weise. Die Imaginationen sollen zum Patienten passen und sind in dem Sinne am besten individuell. Aufgrund der bereits erwähnten Ergebnisse aus der Placebo-Forschung (Zimmermädchen, Milchshake) und dem ideomotorischen Effekt (Bilder im Gehirn steuern Muskeln spezifisch an) wäre es spannend, mehr darüber zu lernen, wie der Inhalt des Gedankens auf den Körper Einfluss nimmt.

Ein gesundes Mindset ist eines, das nichts mit dem Klischee vom positiven Denken zu tun hat. Es geht darum, sich selbst in der Ermächtigung zu fühlen, sein Leben in die Hand zu nehmen. Die Entwicklung der ganzen Menschheitsgeschichte ist getragen vom Wunsch, die Welt verstehen und kontrollieren zu können. Das Gefühl der Kontrolle ist das beste Anti-Stress-Management. Klassisch sind die Experimente an Ratten. Dabei wird der Stresshormonspiegel bei zwei Gruppen von Ratten verglichen. In einer Gruppe sitzen sie in einem Käfig und werden unter Strom gesetzt, nachdem ein Signal in Form von Licht und Ton erfolgt. In einer Gruppe können sie den Stromschlag verhindern, wenn sie sofort nach dem Ton- und Lichtreiz einen Hebel betätigen. Die eine Gruppe ist dem Strom ausgeliefert, die andere muss permanent auf der Hut sein, um einen Schlag zu verhindern. Welche Gruppe, denken Sie, ist gestresster? Wer den Hebel hat, ist eindeutig besser dran. Stress ist ganz wesentlich verbunden mit dem Gefühl des Ausgeliefertseins.

Den Nonnen sind wir sehr dankbar. Sie haben nicht nur für sich einen Hebel entdeckt, um ihr Leben besser zu meistern, sie nehmen uns auch ein wenig die Angst vor Alzheimer, denn Demenz ist weniger eine Frage von Plaques im Kopf und mehr eine Frage des Lebensstils. Mit einem aktiven Gebrauch unseres Gehirns können wir sogar dieser durch die Alterung der Gesellschaft stark ansteigenden Erkrankung in vielen Fällen ein Schnippchen schlagen.

Die höchste Liga für Ermächtigung ist zweifelsohne die Spiritualität. Sie verbindet den Menschen mit dem großen Ganzen und gibt allem inklusive der Krankheit einen Sinn. Spirituelle Gedanken sind demnach entspannend und zusätzlich produktiv, stärkend. Neben den katholischen Nonnen haben uns auch buddhistische Mönche zu dieser Einsicht verholfen. Die Meditation bei den tibetischen Klosterbewohnern verändert dabei sogar Hirnströme und Hirnanatomie. Exoterik trifft Esoterik – die Schau nach außen, die Wissenschaft, bestätigt vieles, was die Schau nach innen, die Kontemplation und Beobachtung des Geistes, ergeben hat. Letzteres ist es, was mit Esoterik im ursprünglichen Sinn gemeint ist. Menschen mit dieser Innenperspektive haben vor 2.000 Jahren oder noch früher gelebt. Unsere Ahnen waren beeindruckende Pioniere, wenn es um die Macht des Mindsets und die Kraft der richtigen Gedanken geht. Egal welches alte spirituelle Werk wir aufschlagen, dieses Wissen findet sich dort wieder. So betont auch die Bibel, wie wichtig Gedanken für unser Leben und Schicksal sind. Genau genommen steckt sie voller mentaler Aspekte und dem Appell, am eigenen Mindset zu arbeiten. Beispielsweise Paulus im neuen Testament, Römerbrief 12,2: »Und gestaltet euer Leben nicht gleich dieser Welt, sondern verwandelt euch durch Erneuerung eures Denkens.« Das ist nicht mehr und nicht weniger als eine Aufforderung zu einer neuen Einstellung, einer neuen Denkweise, mit der wir unser Leben selbst in der Hand haben.

Moderne Prediger aus den USA verweisen auf die Bedeutung des Denkens. Bobby Schuller zum Beispiel lächelt wöchentlich in der *Hour of Power* aus den TV-Bildschirmen. Ich empfehle seine Gottesdienste sehr, auch wenn Sie nicht religiös sind. Ich selbst bin auch Pragmatiker und verbinde das für mich Sinnvolle aus verschiedenen Religionen und Ansätzen. Der Grund, warum ich Bobby Schuller so mag: Seine Predigten sind pures Mental- und Motivationstraining. Das Motto dahinter, das er auch in ein Buch gegossen hat, ist: »Ändere dein Denken, ändere deine Welt!« Ich möchte Ihnen eine seiner Geschichten weitergeben: Ein Klassenkollege hat Aktien geschenkt bekommen. Fortan war sein Spitzname »Wall Street«. Permanent wurde er so genannt. Raten Sie, welche berufliche Karriere er eingeschlagen hat – er wurde Investmentbroker an der Wall Street. Es ist ein schönes Beispiel dafür, wie unser Denken wirkt und selbsterfüllende Prophezeiungen entstehen.

Etwa fünfhundert Jahre früher sagte Buddha: »Wir sind, was wir denken. Alles, was wir sind, entsteht aus unseren Gedanken. Mit unseren Gedanken formen wir die Welt.« Der Macht der Gedanken kommt im Buddhismus ein hoher Stellenwert zu, beeinflussen sie doch alle Aspekte des achtfachen Pfades, der zur Überwindung von Leid führen soll.

Sieben Prinzipien sind es, auf denen die alte hawaiische und polynesische Naturreligion *Huna* beruht. Darunter *Ike* – die Welt ist das, wofür wir sie halten. Jeder Mensch lebt in seiner eigenen Gedankenwelt und danach richtet sich das Leben. Alles, was wir erleben, stammt von unseren bewussten und unbewussten Gedanken über uns und unser Leben. Erinnern Sie sich an die Fakten aus der Hirnforschung? Aus Sicht der Neurowissenschaften ist Wahrnehmung eine Form kontrollierter Halluzination. Und auch das Prinzip *Manawa* findet seine Entsprechung in der modernen Forschung: »Wir leben im Hier und Jetzt. Die Vergangenheit ist längst geschehen und besteht nur mehr aus Erinnerungen. Die Zukunft kann man nicht kennen, denn die existiert nicht.« Diese Aussage führt uns in die Achtsamkeit und legt Fokus auf die Präsenz.

Apropos Hawaii – das hawaiianische Wort »Ho'oponopono« bedeutet übersetzt etwa: »in Ordnung bringen«. Hawaiianer wissen, dass Konflikte, Schuld und Groll Krankheiten verursachen. Auch der gesamte südpazifische Raum greift deshalb schon lange auf ein Ritual zur Aussöhnung und Vergebung zurück. Mit vier Sätzen vergibt man sich gegenseitig und lässt so Konflikte gar nicht erst eskalieren: »Es tut mir leid. Bitte verzeihe mir. Ich liebe dich. Danke.« Schon wenn Sie über diese Sätze selbst meditieren oder singen, werden Sie spüren, wie wohltuend Sie sind. Auf diversen Kanälen im Internet finden Sie auch gesungene Videos.

Alle Kulturen kennen Praktiken des Gedankentrainings. Meditation ist die bekannteste Form. Das Prinzip dahinter ist die *selbstgesteuerte Neuroplastizität* – ein wissenschaftliches Fundament für die Selbsthilfetechniken, wie wir sie am Institut für mentale Erfolgsstrategien entwickeln. Hinter diesem Begriff stecken zwei Phänomene. Die neuronale Plastizität besagt, dass sich das Gehirn durch seinen Gebrauch verändert. Dazu gehören alle Erfahrungen, die es macht, und so seine Nervenzellverbindungen wie auch die Nutzbarmachung neuer Nervenzellen in Form neuer Nervennetze. Der rumänische Autor Eugène Ionesco bringt es treffend auf den Punkt: »Wir glauben, Erfahrungen zu machen, aber die Erfahrungen machen uns.« Unser Gehirn ist formbar wie Knetmasse. Und weil zu den Erfahrungen, die es neu verdrahtet, nicht nur Erlebnisse aus der Umwelt gehören, sondern alle Prozesse, gilt dieses Phänomen auch und gerade für Gedanken. Unsere Denkweisen hinterlassen Spuren im Gehirn. »Selbstgesteuert« wird diese Neuroplastizität dann, wenn wir unsere Gedanken bewusst und gezielt einsetzen, um ein bestimmtes Ergebnis im Gehirn zu erlangen.

Der US-Psychologe und Autor Rick Hanson fußt sein Konzept der *selbstgesteuerten Neuroplastizität* auf drei Prinzipien:

- Mit dem Gehirn verändert sich der Geist. Z.B.: Koffein wirkt im Gehirn und erhöht die Wachheit. Eine dickere Insula stärkt Empathie. Hirnverletzungen, Schlaganfälle oder Alzheimer-Demenz beeinflussen den Geist negativ.
- Wenn unser Geist sich verändert, verändert das unser Gehirn. Meditation beispielsweise formt die Anatomie des Gehirns um, so wird die Großhirnrinde im Stirnbereich dicker.
- Sie können Ihren Geist nutzen, um Ihr Gehirn zu beeinflussen, um Ihren Geist zum Besseren zu ändern. Das ist für Hanson der Kern der selbstgesteuerten Neuroplastizität.

Um es noch einmal anschaulich darzustellen: Mit unseren Gedanken (Software) können wir unser Gehirn (Hardware) so umgestalten, dass bessere Gedanken und Gefühle dabei herauskommen. Sein Hauptaugenmerk liegt dabei auf Achtsamkeit und positiven Gedanken. Im Prinzip ist es die Übersetzung wichtiger Elemente buddhistischer Lehre aufs Gehirn. Unser Gehirn ist auf das Überleben und die Fortpflanzung ausgerichtet und hat einen Hang zum Negativen. Gefahren zu entkommen ist für unser Überleben wichtiger, als das Positive anzustreben. Daraus entsteht Leid. Mit Gehirntraining können wir diesem Leid entkommen.

Es wird Zeit, die Puzzleteile zu einem Ganzen zusammenzufügen. Moderne Medizin war sehr erfolgreich in der Spezialisierung und dem Fokus aufs Detail, Erfahrungsmedizin beruht auf der Sicht des Menschen in seiner Gesamtheit. Bei chronischen Erkrankungen ist nie nur ein Organ, sondern der ganze Mensch betroffen. Sein limbisches System reagiert penibel auf alle Signale, darauf, was der Arzt sagt, wie die Praxis aussieht, wie sein Umfeld reagiert, was er im Laufe seines Lebens an Erfahrungen gemacht hat. Das ist so umfangreich und vielschichtig, dass wir ein Umdenken brauchen: Nicht die Krankheit, sondern den Patienten gilt es, in den Mittelpunkt zu stellen.

Am Institut für mentale Erfolgsstrategien interessieren wir uns dafür, inhaltlich Bilder im Kopf so einzuprägen, dass sie Physiologie und Verhalten dauerhaft »umprogrammieren«. Dafür machen wir uns das oben erwähnte Phänomen der *selbstgesteuerten Neuroplastizität* nutzbar. Sie ist auch die Grundlage für die dauerhafte Aktivierung der Selbstheilung. Denn nur durch nachhaltige Effekte hat sie genug Power, um Entzündungen zu beruhigen, das Immunsystem ins Lot zu bringen, immer wieder die richtigen Signale aus dem limbischen System in den Körper zu funken und den Zustand der Regeneration anzustreben. Dabei wird auch auf Hightech gesetzt. Bestimmt kennen Sie virtuelle Realitäten. Über eine Brille können wir in einen 360-Grad-Modus tauchen und künstliche Welten äußerst realistisch betrachten. Für unser Gehirn ist das eine bequeme und einfache Alternative zur Imagination mit inneren Bildern. Naturszenen beispielsweise bewirken einen sogenannten *Soft-Fascination-Effect* – das autonome Nervensystem und allen voran der Nervus vagus kommen zur Ruhe, das Stirnhirn wird regeneriert. Der Fachbegriff dafür nennt sich *Attention-Restoration-Theory*.

Die *VR-Coach GmbH* unter der Leitung des in Salzburg tätigen Autors und Mentalcoaches Michael Altenhofer macht sich diese Wirkungen zunutze. Auch wenn er im Pongau die schönste Natur vor der Haustüre hat, viele andere haben nicht dieses Glück. Mit virtuellen Realitäten kann sich jeder die Entspannung und Stimulierung durch Naturszenen nach Hause holen.

Dieses Buch hat den Anspruch, Ihnen zu zeigen: Wissenschaft und Spiritualität sind keine Feinde. Ohne in die Welt von Auren und Engeln abzugleiten, lässt sich über die Hirnforschung verstehen, was Selbstheilung fördert und welchen Stellenwert unsere Gedanken haben. Das einfache Modell auf der nächsten Seite demonstriert die mentalen Erfolgsstrategien für die Stärkung Ihrer Selbstheilungskompetenzen.

Die Basis jeder Selbstheilung und der erste Schritt ist die Entspannung. Stress blockiert die Selbstheilung und fördert die Th1-Th2-Dysbalance. Gerade aber, wenn eine belastende Erkrankung sich aufs Gemüt schlägt und damit Ängste, Sorgen und Zweifel verbunden sind, wird die Entspannung zur Herausforderung. Positive Gedanken, Entspannungsübungen und Meditation fördern die Ruhe für Körper und Kopf. Das wichtigste Gefühl für die Gesundheit ist aber nicht Freude und das Hurra-Glücksgefühl, sondern es sind Gefühle von Frieden, Harmonie und Ruhe. Es ist die Stille und nicht

Entspannung
Imagination
Spiritualität

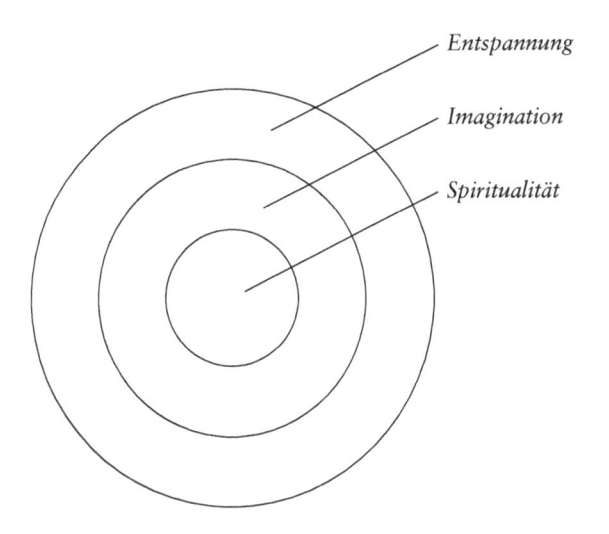

Das »Gedanken als Medizin«-Konzept am Institut für mentale Erfolgsstrategien.

der Lärm, der für die Selbstheilung wichtig ist. Meditationen erzielen genau diese Ruhe, denn sie schalten das permanente Gedankenkarussell kurz ab und erzeugen langfristig eine bessere Gedankenkontrolle, eine bessere Steuerung von Gefühlen wie insbesondere den Alarmlauten der Amygdala und intensivieren die Körperwahrnehmung, wodurch es uns besser gelingt, auf den Körper zu hören. Die Vorstellung kann dabei unterstützen. Sie kann die Entspannung fördern, uns das Gefühl von Selbstwirksamkeit zurückgeben und in einigen Fällen sogar den Körper und seine Physiologie gezielt verändern. Unsere Vorstellung kann willkürliche Muskeln steuern, aber auch, wie in diesem Buch bereits angesprochen, Hormone und Stoffwechsel verändern. Wie weit diese Imagination ganz spezifisch in Immunsystem und glatte Muskulatur hineinreichen kann, muss noch besser erforscht werden. Die bisherigen Befunde sind äußerst spannend und zeigen, dass die Trennung zwischen willkürlichen und autonomen Prozessen nicht so klar ist, wie man das noch vor einigen Jahren geglaubt hat. Mit *Biofeedback* beispielsweise können wir lernen, ganz gezielt Blutgefäße anzusteuern, obwohl sie nicht der bewussten, willkürlichen Kontrolle unterliegen. Es ist hier ein Spiel über die »Bande«, über Bilder und Worte, eben über Gedanken. Im Kern ist die Spiritualität. In ihr vereinen und konzentrieren sich tiefe Entspannung und lebhafte Bilder zu einem Sinn und einer Bedeutung, die über den einzelnen Menschen hinausgeht.

Sie können dieses Puzzlestück »Sinn«, »Zusammenhang« oder »Spiritualität« nennen – oder aber »Welt«, »Gemeinschaft« oder »Gott«. Ohne diesen Kern bleibt die Sicht auf die Dinge eingeschränkt und die Wahrnehmung des Menschen isoliert. Erst das große Ganze aktiviert auch soziale Areale im Gehirn, lässt Gamma-Wellen sprießen und führt das Gehirn dahin, wonach es sich sehnt. Die US-amerikanische Schriftstellerin Muriel Rukeyser hat schon gewusst: »Das Universum besteht aus Geschichten, nicht aus Atomen.« Mein Rat: Beginnen Sie, Ihre Geschichte in der Welt zu entdecken und Ihre Gedanken in einem spirituellen Sinne selbst zu schreiben – für Ihre Gesundheit und Ihr Wohlbefinden.

Im kunsthistorischen Museum in Wien gibt es eine faszinierende Schau von Maschinen, die mehrere Hundert Jahre alt sind. In der Kunstkammer werden Automaten ausgestellt, die mit sehr viel Liebe zum Detail menschliches Leben nachbilden sollen – so beispielsweise ein musizierendes Mädchen, das die Cister schlägt, ein Zupfinstrument, das wie eine alte Gitarre aussieht. Die Puppe aus dem 16. Jahrhundert dreht den Kopf und bewegt sich scheinbar mit trippelnden Schritten voran. Das Geheimnis sind versteckte Räder. Ihre Bewegung vermittelt den Anschein von Lebendigkeit. Die Metapher von Mensch und Maschine ist faszinierend und prägt unser medizinisches Menschenbild bis heute. Unsere Medizin ist eine Medizin des Körpers. Der Körper wird wie eine Maschine im wahrsten Sinne des Wortes »behandelt«. Das mag uns schmeicheln oder ärgern – war aber mit dem technischen Fortschritt der letzten Jahrzehnte ein Erfolgsmodell ohnegleichen.

Wer heute auf die Welt kommt, darf sich einer Lebenserwartung erfreuen, die vor hundert Jahren vollkommen utopisch schien. Und es gibt Molekularbiologen und Mediziner, die bereits zweihundert Lebensjahre für realistisch halten – dank Gen- und Stammzelltherapie. Und doch ist die Medizin vielfach unpersönlich geworden, haben Ärzte aufgrund des regen Betriebes und der Verrechnungspraxis nicht die Zeit für ein Gespräch, das nicht nur die Symptome, sondern den Menschen als Ganzes umfasst. Immerhin, dass die Psyche wichtig ist, kehrt langsam wieder ins Bewusstsein. Und auch das Thema »Lebensstil« findet immer mehr Echo. Als »Kind der Achtziger« kann ich mich noch an vollgequalmte Lokale bei Schnitzel und Bier erinnern. Zigarettenwerbung war Alltag und vegetarische Ernährung galt vor einigen Jahren noch als skurril und für Otto Normalverbraucher fast unmöglich umzusetzen. Auch das Mentale beginnt langsam seinen Siegeslauf. Auch wenn es noch vielfach flache Motivationssprüche sind, auf denen sich das Thema Psyche in den sozialen Medien beschränkt – allein der Achtsamkeits-Boom ist ein Zeichen dafür, dass sich auch hier viel bewegt.

Wussten Sie, dass es im Elisabethanischen Zeitalter Mode war, sich die Zähne schwärzen zu lassen? Hintergrund der skurrilen Gewohnheit ist, dass Queen Elisabeth I. aufgrund ihres enormen Konsums an zuckerhaltigen Leckereien komplett verfaulte Zähne hatte. Sie war – aus unserer heutigen Sicht – ein schlechtes Vorbild für ihr Volk, das ebenfalls ein schwarzes Lächeln anstrebte. Das geschah oft unter hartem Einsatz, denn Zucker war damals noch Luxus.

Heute sind gepflegte Zähne und ein strahlend weißes Lächeln das A und O – und mit den günstigen Nylonborsten auf der Zahnbürste seit den Fünfzigerjahren des 20. Jahrhunderts für alle erschwinglich.

Möglicherweise wird auch das »mentale Zähneputzen« aus Meditation und Visualisierung in ein paar Jahren Teil unseres Alltags – wünschenswert wäre es. Das ultimative Ziel ist das wichtigste Gefühl überhaupt, nämlich das Gefühl von Ruhe, Frieden und Harmonie. Es ist das, was seine Heiligkeit, der XIV. Dalai Lama, uns als Weisheit mit auf dem Weg gegeben hat. Und damit darf ich am Ende dieses Buches nun das auf den Kopf stellen und vom Tisch wischen, womit ich dieses Buch gestartet habe: den Roboterarm, der über Gedanken gesteuert wird. Denn auch wenn es die Macht der Gedanken illustriert, dürfen wir uns eingestehen: Wir sind keine Maschinen!

Falls Sie auf den Geschmack gekommen sind, können Sie am Institut für mentale Erfolgsstrategien mehr zur Aktivierung der Selbstheilung lernen. Wenn ich mir zum Abschluss etwas wünschen darf, dann, dass dieses Buch und seine Ideen möglichst viele Menschen erreicht und zu einem Umdenken führt. Daher meine Bitte: Gedanken können wir als Medizin nutzen – werden auch Sie zum Botschafter dieser wichtigen Message!

Anhang

QUELLENVERZEICHNIS

Ahnfeldt A (2011). Du kannst es, du weißt es nur noch nicht: Die Kraft der Hypnose, München: Ariston-Verlag 2011.

Alexander CN et al (1991). Transcendental Meditation, Self-actualization, and Psychological Health: A conceptual overview and statistical meta-analysis. Journal of Social Behavior & Personality 6: 189–248.

Bach D et al (2019). Clinical EFT (Emotional Freedom Techniques) Improves Multiple Physiological Markers of Health. DOI: 10.1177/2515690X18823691.

Bakke AC et al (2002). The effect of hypnotic-guided imagery on psychological well-being and immune function in patients with prior breast cancer. Journal of Psychosomatic Research 53: 1131–37.

Banyai, E und Hilgard ER (1976). A comparison of active-alert hypnosis with traditional relaxation induction. Journal of Abnormal Psychology 85: 218–14.

Bargh, JA et al (1996). Automaticity of social behavior: Direct effects of trait construct and stereotype activation on action. Journal of Personality and Social Psychology, 71: 230–44.

Beecher HK (1955). The powerful placebo. DOI:10.1001/jama.1955.02960340022006.

Benedetti F und Piedimontea A (2019). The neurobiological underpinnings of placebo and nocebo effects. DOI: 10.1016/j.semarthrit.2019.09.015.

Benedetti F et al (2011). How Placebos Change the Patient's Brain. DOI: 10.1038/npp.2010.81.

Benson H et al (2006). Study of the Therapeutic Effects of Intercessory Prayer (STEP) in cardiac bypass patients: A multicenter randomized trial of uncertainty and certainty of receiving intercessory prayer. DOI: 10.1016/j.ahj.2005.05.028.

Benson H. (1975). The relaxation response, HarperTorch.

Bhasin MK et al (2017). Specific Transcriptome Changes Associated with Blood Pressure Reduction in Hypertensive Patients After Relaxation Response Training. DOI: 10.1089/acm.2017.0053.

Buckner RL et al (2018). The brain's default network. Annals of the New York Academy of Sciences 1124: 1–38.

Brody Howard und Brody Daralyn. (2002). Der Placebo-Effekt. dtv.

Brown D (2010). Evidence-Based Hypnotherapy for Asthma: A Critical Review. DOI: 10.1080/00207140601177947.

Buric et al (2017). What Is the Molecular Signature of Mind–Body Interventions? A Systematic Review of Gene Expression Changes Induced by Meditation and Related Practices. Front. Immunol. 8: 1–17.

Büchel C et al (2014). Placebo analgesia: a predictive coding perspective. DOI: 10.1016/j.neuron.2014.02.042.

Carlson LE et al (2007). One year pre–post intervention follow-up of psychological, immune, endocrine and blood pressure outcomes of mindfulness-based stress reduction (MBSR) in breast and prostate cancer outpatients. DOI: 10.1016/j.bbi.2007.04.002.

Castelnuovo G et al (2019). Editorial: Present and Future of EMDR in Clinical Psychology and Psychotherapy. DOI=10.3389/fpsyg.2019.02185.

Chen, YW und Wang HH (2013). The Effectiveness of Acupressure on Relieving Pain: A Systematic Review. Pain management nursing. DOI: 10.1016/j.pmn.2012.12.005.

Cherkin DC et al (2016). Effects of Mindfulness-Based Stress Reduction vs Cognitive-Behavioral Therapy and Usual Care on Back Pain and Functional Limitations among Adults with Chronic Low Back Pain: A Randomized Clinical Trial. DOI: 10.1001/jama.2016.2323.

Cohen S et al (1991). Psychological Stress and Susceptibility to the Common Cold. N Engl J Med, 325:606–12.

Couzin-Frankel J (2013). Breakthrough of the year 2013. Cancer immunotherapy. DOI: 10.1126/science.342.6165.1432.

Crum AJ und Langer EJ (2007). Mind-Set Matters: Exercise and the Placebo Effect. DOI: 10.1111/j.1467-9280.2007.01867.x.

Crum AJ et al (2011). Mind Over Milkshakes: Mindsets, Not Just Nutrients, Determine Ghrelin Response. DOI: 10.1037/a0023467.

Crum AJ et al (2013). Rethinking stress: the role of mindsets in determining the stress response. J Pers Soc Psychol. 104: 716–33.

Crum AJ et al (2016). The role of stress mindset in shaping cognitive, emotional, and physiological responses to challenging and threatening stress. https://doi.org/10.1080/10615806.2016.1275585

Danner DD et al (2001). Positive Emotions in Early Life and Longevity: Findings from the Nun Study. DOI: 10.1037//0022-3514.80.5.804.

Davidson RJ (2003). Alterations in brain and immune function produced by mindfulness meditation. Psychosomatic Medicine 65: 564–570.

Dobzhansky T (1973). Nothing in Biology Makes Sense except in the Light of Evolution. The American Biology Teacher, 35: 125–29.

Elgendi M et al (2018). Subliminal Priming – State of the Art and Future Perspectives. DOI: 10.3390/bs8060054.

Epstein GN (2004). A pilot study of mind-body changes in adults with asthma who practice mental imagery. Alternative Therapies in Health, 10: 66–71.

Esch T (2011). (Neuro)biologische Aspekte der Regeneration: Entspannung als Instrument der Stressregulation. http://www.zfaonline.de/informationen/leser/volltexte/2011/2011_02_volltexte/Beitrag3.pdf.

Feinstein D (2012). Acupoint stimulation in treating psychological disorders: Evidence of efficacy. Review of General Psychology, 16: 364–380.

Finniss DG et al (2010). Biological, clinical, and ethical advances of placebo effects. Lancet 375: 686–95.

Flynn M (2018). Systematic Review of the Effectiveness of Hypnosis for the Management of Headache. DOI: 10.1080/00207144.2018.1494432.

Friston K (2018). Does predictive coding have a future? DOI:10.1038/s41593-018-0200-7.

Gingras B et al (2014). Exploring Shamanic Journeying: Repetitive Drumming with Shamanic Instructions Induces Specific Subjective Experiences but No Larger Cortisol Decrease than Instrumental Meditation Music. PLoS ONE 9(7): e102103. doi:10.1371/journal.pone.0102103.

Gotink RA et al (2016) 8-week Mindfulness Based Stress Reduction induces brain changes similar to traditional long-term meditation practice – a systematic review. Brain Cognition, 108.

Grawe K et al (2001). Psychotherapie im Wandel: Von der Konfession zur Profession. Göttingen: Hogrefe.

Grawe K/Donati R/Bernauer F (2001). Psychotherapie im Wandel: Von der Konfession zur Profession. Göttingen: Hogrefe Verlag.

Grey JA (1987). The psychology of fear and stress, Cambridge University Press.

Hanson R (2014). Selbstgesteuerte Neuroplastizität: Der achtsame Weg, das Gehirn zu verändern. München: Arbor-Verlag.

Howe LC et al (2019). When Your Doctor «Gets It« and «Gets You«: The Critical Role of Competence and Warmth in the Patient–Provider Interaction. DOI: 10.3389/fpsyt.2019.00475.

https://amp.diepresse.com/518556
https://centerhealthyminds.org/science/research
https://dataverse.harvard.edu/dataset.xhtml?persistentId=doi:10.7910/DVN/2WC8LC
https://gesund.co.at/reiki-12550/
https://gutenberg.spiegel.de/buch/faust-eine-tragodie-3664/19
https://hourofpower.at/
https://hypnosisandsuggestion.org/suggestibility-scales.html
https://ifmes.at/gedanken-als-medizin
https://istpp.org/coalition/stress_prevention.html
https://karrierebibel.de/priming/
https://opus4.kobv.de/opus4-euv/frontdoor/index/index/year/2014/docId/80
https://religion.orf.at/stories/2894892/
https://ssnd.org/ministries/nun_study/
https://www.abendblatt.de/ratgeber/gesundheit/article115948783/68-Heilungen-in-Lourdes-sind-als-Wunder-anerkannt.html
https://www.bensonhenryinstitute.org/
https://www.cdc.gov/violenceprevention/childabuseandneglect/acestudy/index.html
https://www.cmu.edu/dietrich/psychology/people/core-training-faculty/cohen-sheldon.html
https://www.deutsche-apotheker-zeitung.de/daz-az/2005/daz-35–2005/uid-14500
https://www.dgn.org/leitlinien/3583-ll-030–057–2018-therapie-der-migraeneattacke-und-prophylaxe-der-migraene
https://www.diepresse.com/434657/arztekomitee-funf-wundersame-heilungen-in-lourdes
https://www.eftuniverse.com/
https://www.faz.net/aktuell/sport/wellness-heilgeheimnisse-aus-buddhistischen-kloestern-149272.html
https://www.focus.de/gesundheit/ratgeber/medikamente/tid-33680/heilung-oder-humbug-alternative-heilmethoden-reiki_aid_1109437.html
https://www.nhmrc.gov.au
https://www.nlpco.com/allergy-process-formats/

https://www.nytimes.com/1971/07/26/archives/now-about-my-operation-in-peking-now-let-me-tell-you-about-my.html
https://www.nytimes.com/2001/05/07/us/nuns-offer-clues-to-alzheimer-s-and-aging.html
https://www.nytimes.com/2018/11/07/magazine/placebo-effect-medicine.html
https://www.ots.at/presseaussendung/OTS_20190619_OTS0233/erster-erfolgreich-durch-gedanken-gesteuerter-roboterarm-ohne-gehirnimplantate
https://www.psychologytoday.com/us/blog/homo-consumericus/201109/eleven-year-old-debunks-therapeutic-touch-the-case-emily-rosa
https://www.sciencedaily.com/releases/2012/04/120402162546.htm
https://www.sn.at/leben/gesundheit/wie-viel-einfluss-hat-die-psyche-auf-krebs-23361640
https://www.spiegel.de/gesundheit/diagnose/homoeopathie-in-deutschland-absatz-steigt-auf-670-millionen-euro-im-jahr-2018-a-1256101.html#:~:targetText=Der%20Gesamterl%C3%B6s%20mit%20rezeptfreier%20Arznei,5%20Millionen%20Packungen%20hom%C3%B6opathischer%20Mittel.
https://www.spiegel.de/panorama/leute/kampf-gegen-die-krankheit-jobs-bereute-alternative-krebstherapie-a-793140.html
https://www.sueddeutsche.de/wissen/neuro-experiment-moenche-in-der-magnetroehre-1.912829
https://thereader.mitpress.mit.edu/can-learning-a-foreign-language-prevent-dementia/
https://www.ted.com/talks/kelly_mcgonigal_how_to_make_stress_your_friend/transcript
https://www.tm.org/
https://www.umassmed.edu/cfm/
https://www.welt.de/gesundheit/article156606072/Forscher-entschluesseln-das-Geheimnis-der-Migraene.html

https://www.welt.de/gesundheit/psychologie/article9029851/Jerusalem-Syndrom-laesst-Pilger-zum-Messias-werden.html
https://www.wienerzeitung.at/nachrichten/wissen/geschichte/442331_Der-Sieg-ueber-die-Infektion.html
https://www.worldcat.org/title/effects-of-rhythmic-drumming-on-eeg-and-subjective-experience/oclc/70319739
https://www.youtube.com/watch?v=W2sXj7xnEgM
https://www.zeit.de/wissen/2010-01/operation-lockvogel
https://www.zeit.de/zeit-magazin/2016/22/gedanken-fantasie-denken-einbildung/komplettansicht
http://www.edition.cnn.com/2011/HEALTH/03/03/ep.seidler.cancer.mind.body/index.html
http://www.gerac.de
http://www.sagen.at/texte/gegenwart/hoaxes/hund_katze.html

Hüther G (2012). Prävention: Selbstheilungskräfte aktivieren. Dtsch Ärztebl, 109: A-422/B-363/C-359.

Ievleva L und Orlick T (1991). Mental Links to Enhanced Healing: An Exploratory Study. The Sport Psychologist, 5: 25–40.

Jamieson JP et al. (2018). Optimizing stress responses with reappraisal and mindset interventions: an integrated model. DOI: 10.1080/10615806.2018.1442615.

Johnson SB (2018). Use of Alternative Medicine for Cancer and Its Impact on Survival. DOI: 10.1093/jnci/djx145.

Jong MC et al (2019). Hypnotherapy or transcendental meditation versus progressive muscle relaxation exercises in the treatment of children with primary headaches: a multi-centre, pragmatic, randomised clinical study. DOI: 10.1007/s00431-018-3270-3.

Jorm AF et al. (2004). Effectiveness of complementary and self-help treatments for anxiety disorders. Med J Aust 181: 29–46.

Kabbat-Zinn J (2013). Gesund durch Meditation: Das große Buch der Selbstheilung mit MBSR. Knaur MensSana.

Kahm-Hansen S et al (2014). Altered Placebo and Drug Labeling Changes the Outcome of Episodic Migraine Attacks. DOI: 10.1126/scitranslmed.3006175.

Kaptchuk TJ et al (2008). Components of placebo effect: randomised controlled trial in patients with irritable bowel syndrome. DOI: 10.1136/bmj.39524.439618.25.

Kaptchuk TJ et al (2015). Placebo Effects in Medicine. DOI: 10.1056/NEJMp1504023.

Kaspar C (2015). Die Simonton-Methode. Selbstheilungskräfte stärken, den Krebs überwinden. Hamburg: Rowohlt-Taschenbuch-Verlag.

Keller A et al (2013). Does the Perception that Stress Affects Health Matter? The Association with Health and Mortality. DOI: 10.1037/a0026743.

Kiecolt-Glaser JK et al (2005). Hostile marital interactions, proinflammatory cytokine production, and wound healing. Archives of General Psychiatry, 62: 1377–1384.

Klisch M (1980). The Simonton Method of Visualization. Cancer Nursing 3: 295.

Kornfield J (2017). Frag den Buddha – und geh den Weg des Herzens: Was uns bei der spirituellen Suche unterstützt. München: Kösel-Verlag.

Krucoff MW et al (2005). Music, imagery, touch, and prayer as adjuncts to interventional cardiac care: the Monitoring and Actualisation of Noetic Trainings (MANTRA) II randomised study. Lancet. 366: 211–217.

Langer EJ (2011). Die Uhr zurückdrehen. Gesund alt werden durch die heilsame Wirkung der Aufmerksamkeit. Paderborn: Junfermann-Verlag.

Leibovici L (2001). Effects of remote, retroactive intercessory prayer on outcomes in patients with bloodstream infection: randomised controlled trial. DOI: 10.1136/bmj.323.7327.1450.

Leibowitz KA et al (2019). The Role of Patient Beliefs in Open-Label Placebo Effects. Health Psychology. http://dx.doi.org/10.1037/hea0000751.

Levine GN et al. Meditation and Cardiovascular Risk Reduction. A Scientific Statement From the American Heart Association. DOI: 10.1161/JAHA.117.002218.

Marucha PT et al (1998). Mucosal wound healing is impaired by examination stress. Psychosom. Med. 60: 362–5.

Matthews DA et al (2000). Effects of intercessory prayer on patients with rheumatoid arthritis. South Med J. 93: 1177–86.

McGlashan TM et al (1969). The nature of hypnotic analgesia and placebo response to experimental pain. Psychosomatic Medicine 31: 227–46.

Murphy J (2016). Die Macht Ihres Unterbewusstseins. München: Ariston-Verlag.

Noruzi Zamenjani M et al. (2019). The effect of progressive muscle relaxation on cancer patients' self-efficacy. DOI: 10.1016/j.ctcp.2018.10.014.

Nummenmaa Lauri et al (2013). Bodily maps of emotions. Proceedings of the National Academy of Sciences of the United States of America, 111: 646–651.

Oberhofer E (2018). Nutzen Sie Placebo-Effekte in der Sprechstunde! MMW – Fortschritte der Medizin. 160: 16–17.

Obermaier P/Täuber, M (2016). Gewinner grübeln nicht. Richtiges Denken als Schlüssel zum Erfolg. Wien/Berlin: Goldegg Verlag 2016.

Park C et al (2016). Blood sugar level follows perceived time rather than actual time in people with type 2 diabetes. DOI: 10.1073/pnas.1603444113.

Philips KH et al (2019). Didgeridoo Sound Meditation for Stress Reduction and Mood Enhancement in Undergraduates: A Randomized Controlled Trial. Global Advances in Health and Medicine. 8: 1–10.

Pohler G (1992). An overview of studies on Simonton training in treatment of cancer patients. Zeitschrift für ärztliche Fortbildung 86: 1109–11.

Pohler G (2009). Die Ärztlich-Schamanische Ambulanz in Wien. DOI: 10be.1007/s00731-009-0078-x.

Rosa L et al (1998). A Close Look at Therapeutic Touch. doi:10.1001/jama.279.13.1005.

Roth, G/Strüber N (2015). Wie das Gehirn die Seele macht. Stuttgart: Klett-Cotta.
Schnack G (2016). Der große Ruhe-Nerv. Freiburg: Herder.
Schnack G (2016). Die Vagus-Meditation – Eine Chance gegen Stress und Burnout im Klinikalltag. Klinikarzt 45: 6–8.
Schubert C/Amberger M (2016). Was uns krank macht – was uns heilt: Aufbruch in eine Neue Medizin. Munderfing: Verlag Fischer & Gann.
Schuller, B (2019). Ändere Dein Denken, ändere Deine Welt. Hour of Power Deutschland.
Seminowicz D et al (2019). Enhanced mindfulness based stress reduction (MBSR+) in episodic migraine: a randomized clinical trial with MRI outcomes. DOI: 10.1101/19004069.
Shanshan Li et al (2016). Association of Religious Service Attendance With Mortality Among Women. DOI:10.1001/jamainternmed.2016.1615.
Simmons SP und Simmons JC (1997). Measuring emotional intelligence. New York: Summit Publishing Group.
Smith HE et al (2015). The effects of expressive writing on lung function, quality of life, medication use, and symptoms in adults with asthma: a randomized controlled trial. DOI: 10.1097/PSY.0000000000000166.
Sollgruber A et al (2018). Spirituality in pain medicine: A randomized experiment of pain perception, heart rate and religious spiritual well-being by using a single session meditation methodology. DOI: 10.1371/journal.pone.0203336.
Song QH et al (2013). Relaxation training during chemotherapy for breast cancer improves mental health and lessens adverse events. Int J Clin Exp Med 6: 979–84.
Spiegel, D/Albert LH (1983). Naloxone fails to reverse hypnotic alleviation of chronic pain. Psychopharmacology, 81(2).
Swack JA (1992). A Study of Initial Response and Reversion Rates of Subjects Treated With The Allergy technique. Anchor Point 6 (2).

Syrjala KL et al (1995). Relaxation and imagery and cognitive-behavioral training reduce pain during cancer treatment: a controlled clinical trial. DOI: 10.1016/0304-3959(95)00039-U.

Täuber M/Obermaier P (2018). Alles reine Kopfsache! 5 Phänomene aus der Hirnforschung, mit denen Sie alles schaffen, was Sie wollen. Wien/Berlin: Goldegg Verlag.

Täuber M/Obermaier P (2019). Das Prinzip der Mühelosigkeit. Warum manchen alles gelingt und andere immer kämpfen müssen. Wien/Berlin: Goldegg Verlag.

Täuber M (2016). Die Wissenschaft des Erfolgs. Kopfsache-Magazin 01/16: 60–63, chiliScharf.

Vits et al (2011). Behavioural conditioning as the mediator of placebo responses in the immune system. DOI: 10.1098/rstb.2010.0392.

Vits S et al (2013). Cognitive factors mediate placebo responses in patients with house dust mite allergy. DOI: 10.1371/journal.pone.0079576.

Volynets S et al (2019). Bodily maps of emotions are culturally universal. Emotion, doi: 10.1037/emo0000624. [Epub ahead of print].

Vuckovic NH et al (2007). Shamanic Treatment for Temporomandibular Joint Disorders. Altern Ther Health Med. 13: 18–29.

Wallace LE et al (2018). Does Religion Stave Off the Grave? Religious Affiliation in One's Obituary and Longevity. DOI: 10.1177/1948550618779820.

Weger UW und Loughnan S (2014). Using Participant Choice to Enhance Memory Performance. DOI: 10.1002/acp.3088.

Wells RE et al (2014). Meditation for Migraines: A Pilot Randomized Controlled Trial. Headache. The Journal of Head and Face Pain. DOI: 10.1111/head.12420.

Weinstein N et al (2018). Autonomous Orientation Predicts Longevity: New Findings from The Nun Study. DOI: 10.1111/jopy.12379.

Wepner, F et al (2008). Quarzklangschalentherapie bei Wirbelsäulenbeschwerden und chronobiologische Vorgänge – eine randomisierte kontrollierte Studie. Forschende Komplementärmedizin/Research in Complementary Medicine 15: 130–7.

Winstead-Fry P und Kijek J (1999). An integrative review and meta-analysis of therapeutic
touch research. In: Database of Abstracts of Reviews of Effects (DARE): Quality-assessed Reviews [Internet].

Witek-Janusek L et al (2008). Effect of mindfulness based stress reduction on immunefunction, quality of life and coping in women newly diagnosed with early stage breast cancer. DOI: 10.1016/j.bbi.2008.01.012.

Witt KI (1999). Effekte mentaler Allergiebehandlung: Evaluation des Hildesheimer Gesundheitstrainings zur mentalen Beeinflussung der allergischen Immunantwort auf Birkenpollen. LIT.

Zion SR und Crum AJ (2018). Mindsets Matter: A New Framework for Harnessing the Placebo. Effect in Modern Medicine. https://doi.org/10.1016/bs.irn.20 18.02.002.

Pamela Obermaier, Marcus Täuber

Das Prinzip der Mühelosigkeit
Warum manchen alles gelingt und andere immer kämpfen müssen

Warum gelingt manchen alles ohne Mühe, während andere um alle Ziele, die sie erreichen wollen, schwer ringen müssen? Karriere, Beziehungen, sportliche Vorhaben, Wunschfigur oder geniale Ideen – manchen scheint alles zuzufliegen. Was steckt hinter diesen Erfolgen?

Das Autorenduo beschäftigt sich damit, wie die auf der Neurowissenschaft basierende Methode in Fleisch und Blut übergeht und automatisiert wird. Das Vorgehen, das eigene Gehirn auszutricksen, ständig Perspektivenwechsel einzunehmen, um zu kreativen Lösungen und Ideen zu finden, wird damit zur neuen Gewohnheit.

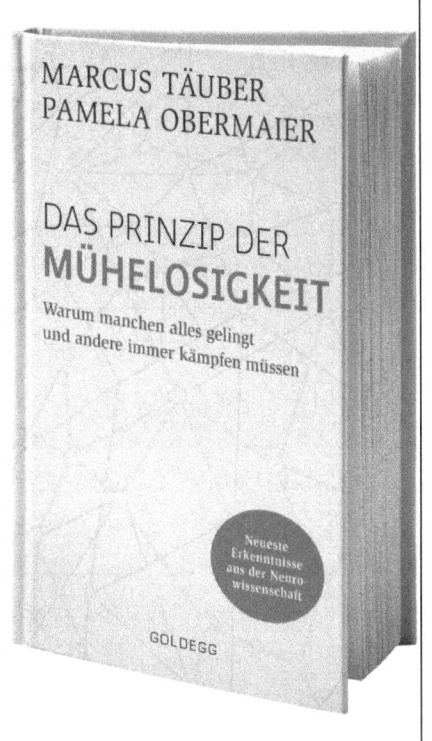

Die Leserinnen und Leser erfahren, wie sie in den gewünschten dauerhaften „Flow" kommen und Leistung von nun an mit Leichtigkeit und Lebensfreude verbinden – und das mühelos.

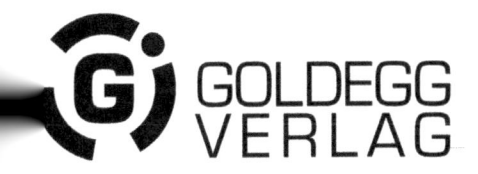

GOLDEGG VERLAG

Hardcover, 272 Seiten
Format 13,5 x 21,5 cm
ISBN: 978-3-99060-128-0
Preis: 22,00 €

Bestellen Sie unter +43 (0) 1 505 43 76-30 oder per Fax: +43 (0) 1 505 43 76-20 oder unter verlag@goldegg-verlag.com

Pamela Obermaier | Marcus Täuber

Gewinner grübeln nicht

Richtiges Denken als Schlüssel zum Erfolg

Möchten Sie das Erfolgsgeheimnis von Sportlern, Visionären und Wirtschaftern kennen? Profitieren Sie von neurobiologischer Forschung!

Hiermit halten Sie die wirksamsten Erfolgsstrategien fernab jeglicher Mythen in Ihren Händen. Wenn es um die Kraft des Mentalen geht, gibt es viele gute Ratschläge: „Um abzunehmen, musst du deine Glaubenssätze lösen!", „Wenn du etwas erreichen willst, musst du dich anstrengen!", „Du kannst alles werden, was du willst!"

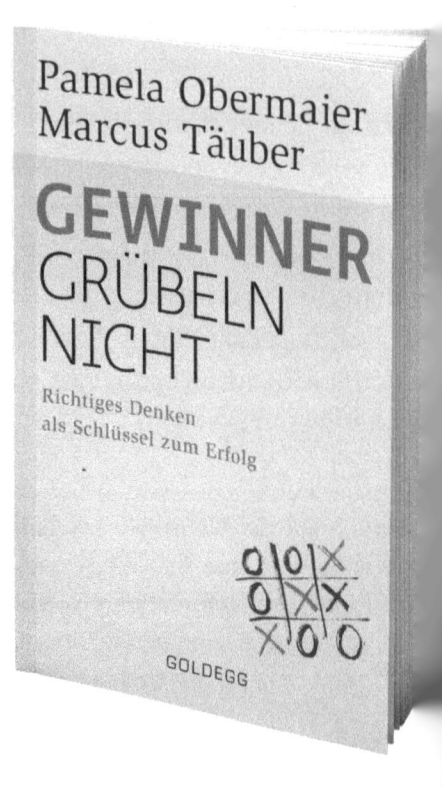

Diese Tipps sind überaus populär – und falsch! Mit diesem Buch räumt das Autorenteam mit Klischee aus dem Selbsthilfemarkt auf und zeigt, wie das menschliche Gehir funktioniert, was Sie aus der Hirnforschung lernen und wie Sie diese Wissen nutzen können, um auf allen Ebenen ein Sieger-Typ zu we den.

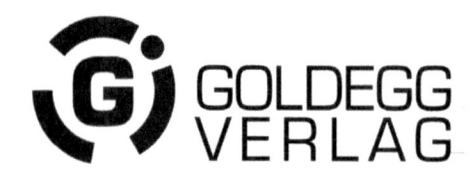

GOLDEGG VERLAG

Taschenbuch 240 Seiten
Format 13,5x21,5cm
ISBN: 978-3-99060-134-1

Preis: 12,^{95}

Bestellen Sie unter +43 (0) 1 505 43 76-30 oder per Fax: +43 (0) 1 505 43 76-20 oder unter verlag@goldegg-verlag.